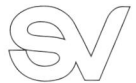

Thomas Bauer

Johann Christian Senckenberg

Eine Frankfurter Biographie

1707 – 1772

**Herausgegeben vom Stadtgesundheitsamt
Frankfurt am Main**

SOCIETÄTS**VERLAG**

Umschlaginnenseiten: Ausschnitte aus dem Frankfurt-Stadtplan von Matthäus d. Ä. mit der zwischen Zeil und „Anthonis Gaß" (Töngesgasse) gelegenen Hasengasse (vorne) sowie dem vom Eschenheimer Tor, der Stadtmauer und der „Schlimmen Gaß" begrenzten Gelände der „Dr. Senckenbergischen Stiftung" (hinten); Kuperstich aus dem Jahr 1770 (Institut für Stadtgeschichte).

Herausgeber: Stadtgesundheitsamt Frankfurt am Main
© 2007 Stadtgesundheitsamt Frankfurt am Main
Alle Rechte vorbehalten
Auslieferung über den Buchhandel:
Societäts-Verlag,
Frankfurter Societäts-Druckerei GmbH
Satz: Nicole Proba, Societäts-Verlag
Layout: Tobias Dorn und Sören Ruppert, Societäts-Verlag
Druck und Verarbeitung: freiburger graphische betriebe
Umschlaggestaltung: Tobias Dorn und Sören Ruppert, Societäts-Verlag
Umschlagabbildung: Johann Christian Senckenberg. Gemälde von Anton Wilhelm Tischbein, 1771.
Printed in Germany 2007
ISBN: 978-3-7973-1032-3

Geleitwort des Bundespräsidenten

Am 28. Februar 2007 ist es 300 Jahre her, dass Johann Christian Senckenberg geboren wurde. Noch heute ist der Name des Frankfurter Arztes und Naturforschers weit über die Grenzen seiner Heimatstadt hinaus ein Begriff – und das nicht nur bei den zahlreichen Besuchern, die in dem nach ihm benannten größten Naturkundemuseum Deutschlands die Dinosaurierskelette bestaunen. Neben diesem Museum erinnern in Frankfurt an ihn außerdem die Senckenbergische Naturforschende Gesellschaft und seine Bibliothek, die jetzt „Universitätsbibliothek Johann Christian Senckenberg" heißt.

Mit Senckenberg verbindet sich ein bedeutsames Kapitel Wissenschaftsgeschichte. Zugleich zählt er zu den großen Stifterpersönlichkeiten in unserem Land. Um die medizinische Versorgung von Bedürftigen in seiner Heimatstadt zu verbessern, brachte Senckenberg sein gesamtes Vermögen in eine Stiftung ein, aus deren Mitteln unter anderem ein Bürgerhospital errichtet wurde. Auch setzte er sich für eine bessere Ausbildung der Ärzteschaft ein.

Senckenberg war in seinem Denken und Handeln ein Kind der Aufklärung. Das bedeutete für ihn mehr als die Hinwendung zu den exakten Wissenschaften und die Befreiung aus gesellschaftlichen Zwängen. Er wusste, dass zur bürgerlichen Emanzipation untrennbar auch die Übernahme von Verantwortung gehört.

Diese Einsicht ist so aktuell wie eh und je. Zu stiften ist Ausdruck von Gemeinsinn, Hilfsbereitschaft und Eigeninitiative. Stifter übernehmen Verantwortung und handeln, weil sie helfen und etwas bewegen wollen: im sozialen Bereich, in der Kunst, in der Wissenschaft. Stifter wollen über den eigenen Tod hinaus mit ihrem Vermögen Gutes tun. Darin sind sie Vorbilder, die andere motivieren.

Dass er sein Vermögen dem Gemeinwesen zur Verfügung stellte, begründete Johann Christian Senckenberg mit „Liebe zu meinem Vaterland". Hinzu kam ein sehr persönliches Motiv, wie es oft bei der Gründung von Stiftungen anzutreffen ist: Der Arzt Senckenberg hatte mit ansehen müssen, wie alle seine Familienangehörigen innerhalb weniger Jahre von Krankheiten dahingerafft wurden. Seine Konsequenz daraus war, sein Vermögen der Verbesserung des Gesundheitswesens zu widmen. Und wie andere Stifter auch, war Senckenberg innovativ bei der Verwirklichung seiner Idee: Er verknüpfte das von ihm gegründete Bürgerhospital mit einer Forschungseinrichtung, in der Ärzte fortgebildet werden sollten – Theorie und Praxis kamen so gewinnbringend zusammen. Senckenberg schaute weit voraus und legte auf die Selbstständigkeit und Unabhängigkeit seiner Stiftung größten Wert. Dabei musste er auch so manchen Strauß mit den Frankfurter Ratsherren ausfechten. Dank seiner Beharrlichkeit, auch das ein Wesensmerkmal vieler Stifter, ließen sich aber die Herausforderungen zum Wohle der Stiftung meistern – oder wie wir heute sagen würden: die bürokratischen Hürden überwinden.

Die Stiftung hat seither alle Wirren der Zeit überstanden, vielleicht auch deshalb, weil Bürgergeist und die Faszination durch die Wissenschaft zeitlos überzeugend bleiben. Das belegen nicht zuletzt die rund 400.000 Gäste, die das Naturkundemuseum pro Jahr besuchen. Das Lebenswerk des Stifters wirkt fort.

Im Stiftungswesen gibt es viele Geschichten, die wert sind, erzählt zu werden. Sie werben dafür, sich für die Allgemeinheit einzusetzen und sie belegen oft, dass die Welt ohne Stifter ärmer wäre. Unsere Gesellschaft braucht diese Form von Engagement. Johann Christian Senckenberg ist bis heute ein Vorbild – und sein Wirken eine spannende Geschichte zugleich. Es ist gut, dass sie anlässlich seines 300. Geburtstages in diesem Buch neu erzählt wird. Sie ist uns ganz im Sinne des Mottos des Senckenberg-Jahres „Für das Gemeinwohl" Ansporn und Verpflichtung zugleich.

Horst Köhler

Inhalt

Anhang

Vorwort

*D*er Name Senckenberg ist heute auch kleinen Kindern schon ein Begriff und steht überwiegend für das gleichnamige naturkundliche Museum in Frankfurt am Main. Die dortige Dinosaurierausstellung begeistert bereits die Kleinsten und zieht sie in ihren Bann. Ebenfalls bekannt ist der heutige Träger des Museums, die Senckenbergische Naturforschende Gesellschaft (SNG). Auch ist zumindest den Frankfurter Bürgern bewusst, dass das Bürgerhospital in Frankfurt am Main auf die großzügige Stiftung von Johann Christian Senckenberg zurückgeht. Ein Hospital, das nicht nur in den Dienst der Kranken gestellt war, eine Einrichtung, die von Ärzten geführt wurde. Bemerkenswerterweise wurde schon zu der damaligen Zeit auf gesunde Lebensführung im sogenannten „Bürger- und Beisassenhospital" besonderer Wert gelegt.

Weitaus weniger im Bewusstsein sind das Wirken und die großen Verdienste Senckenbergs als Stadtarzt (Physicus) in seiner Vaterstadt Frankfurt am Main, dieser Stadt, der er stets die Treue gehalten hat.

Als Physicus hatte Senckenberg gemeinsam mit drei weiteren Stadtärzten die Aufgaben der Öffentlichen Gesundheit im Auftrag des Rates der Stadt wahrzunehmen. Das Stadtgesundheitsamt Frankfurt am Main sieht sich dadurch in der Nachfolge Senckenbergs. Im Rahmen seiner Aufgaben als Physicus hatte er detaillierte Kenntnis der damaligen Gesundheitsversorgung in der Stadt und deren Mängel. Als Physicus oblag ihm die Kontrolle der Gesundheitsberufe und der Apotheken. Besonders zu Messezeiten waren fremde Heilkundler in der Stadt, deren medizinische Kompetenz es zu überprüfen galt. Diese frühe Art von Verbraucherschutz wurde von Johann Christian Senckenberg sehr ernst genommen, weshalb er beim Rat der Stadt mehrfach strengere Kriterien angemahnt hat. Insofern wundert es nicht, dass neben dem Bürgerhospital ein medizinisch wissenschaftliches Institut der Stiftung angegliedert war. Von diesem Institut sollten die Impulse für eine Verbesserung des Gesundheitswesens ausgehen. Dabei lag Senckenberg besonders die Ausbildung der Ärzte und Chirurgen am Herzen. Die Einrichtung eines Theatrum anatomicum, ebenfalls in räumlicher Nähe zum Bürgerhospital, war in Frankfurt ein Novum.

Ein echter Pionier war Senckenberg auch in der Gesundheitsförderung. In frühester Jugend schon hat er durch umfängliche Selbstbeobachtung und in seinen unzähligen Aufzeichnungen dokumentiert, welche Verhaltensweisen und welche Art von Ernährung ihm zuträglich waren. Genauso gewissenhaft hat er die ihm anvertrauten Kranken beobachtet und befragt (tatsächlich bestand die Medizin im 18. Jahrhundert überwiegend aus Beobachtung und Anamnese; Befunderhebung, wie wir sie heute kennen, gab es noch nicht). Aus der Summe seiner Erfahrungen leitete er seine Maxime für eine gesunde Lebensführung ab: Diät, körperliche Bewegung, ein gelegentlicher Aderlass, viel Wasser trinken – „nicht aber die Apotheker reich machen".

Es ist unser Anliegen, diesen wenig bekannten Aspekt des Lebenswerkes von Johann Christian Senckenberg darzustellen und zu würdigen. Fragt man nach den Wurzeln dieses großen Interesses für die Öffentliche Gesundheitspflege, so

ergeben sich mehrere Ansätze aus der familiären Konstella-
tion. So war der Vater Johann Hartmann Senckenberg zu seiner Zeit Physicus primarius (also vorsitzender Stadtarzt) in
Frankfurt am Main und der prinzipientreue, pietistische Vater
mag den Sohn auf die eine oder andere Art und Weise an das
Thema herangeführt haben. Darüber hinaus hat Senckenberg nicht nur seine von ihm sehr geliebte erste Frau durch
Kindbettfieber verloren. Auch seine zweite Ehe endete mit
einem frühen Tod der Ehefrau an Tuberkulose – nachdem sie
vermutlich die beiden Kinder angesteckt hatte, die ebenfalls
starben. Nun war natürlich damals das Wissen um die Ursachen der Krankheiten nicht vorhanden, aber sicherlich ist
Senckenberg durch diese persönlichen Erfahrungen sehr
beeindruckt worden. So werden im Stiftungsbrief der Dr.
Senckenbergischen Stiftung neben der Liebe zum Vaterland
auch die erlittenen Schicksalsschläge als Begründung für die
Stiftung aufgeführt.

Nicht zu vernachlässigen für das Verständnis der Person ist
die „Herzensgläubigkeit" von Senckenberg als radikalem Pietisten, die sein Handeln nachhaltig geprägt und bestimmt hat. In
seiner Promotionsrede „De pietate medici" hat er seine daraus
erwachsenen hohen ethischen und moralischen Ansprüche
ausgedrückt: „Frömmigkeit, Redlichkeit und gute Sitten nebst
wahrer Gelehrsamkeit sind des Gelehrten Hauptrequisiten
und Qualitäten". Es erscheint im Rückblick folgerichtig, dass
Senckenberg die Aufgabe eines Physicus – als Vorläufer der
heutigen Ärzte des Öffentlichen Gesundheitsdienstes sehr
umfänglich gesehen und wahrgenommen hat. Als Arzt und
Physicus hat er neben die klassischen gesundheitspolizeilichen
Aufgaben die Themen der Vorsorge, Fürsorge und Gesund-
heitserziehung gestellt. Und auch als Stifter hat Senckenberg

diese Ziele verfolgt: So heißt es etwa in Paragraph sechs des Stiftungsbriefes, dass „die Hauptabsicht auf die bessere Gesundheitspflege hiesiger Einwohner und Versorgung der armen Kranken gerichtet" ist. Senckenberg hatte die Notwendigkeit eines Wandels von einer überwiegenden Gesundheitspolizei hin zu einer umfassenden Gesundheitsvor- und fürsorge in der Öffentlichen Gesundheitspflege erkannt.

Zusammenfassend hat Frankfurt am 15. November 1772 – wie es in der Grabinschrift zu lesen ist – „einen redlichen Bürger und treuen Arzt" verloren.

Dank gebührt dem Autor, Dr. Thomas Bauer, der hervorragende Arbeit geleistet hat, indem er diese wesentlichen Aspekte des Lebenswerkes Senckenbergs herausgearbeitet und beschrieben hat. Es bleibt zu wünschen, dass durch die Lektüre dieser Biographie die Bedeutung Johann Christian Senckenbergs für die Öffentliche Gesundheitspflege klarer und bewusster wird.

Im Februar 2007   Dr. med. Sonja Stark
                       Leiterin des Stadtgesundheitsamtes
                       Frankfurt am Main

„Ganz Frankfurt bedauerte seinen Verlust" Der Sturz vom Uhrtürmchen

*D*er Frühaufsteher Johann Christian Senckenberg verspürte am 15. November 1772 beim Ankleiden ein unangenehmes Schwindelgefühl. Während des Frühstücks erwähnte der verwitwete Hausherr gegenüber der Küchenmagd das kurze Unwohlsein und äußerte dabei die Absicht, bei nächster Gelegenheit von einem Chirurgen vorsichtshalber einen Aderlass vornehmen zu lassen. Im Anschluss an den Morgenkaffee machte sich der am Eschenheimer Tor wohnende 65-jährige Arzt frisch gestärkt auf den Weg, um zu Fuß und mit „Jünglingsmunterkeit" nach seinen Patienten zu sehen. Die Mittagsmahlzeit nahm Senckenberg wiederum zu Hause ein, danach las er zur Erbauung eine Predigt. Als der Mediziner am Nachmittag zu weiteren Hausbesuchen aufbrechen wollte, fasste er spontan den verhängnisvollen Entschluss, zuvor noch die Baustelle des von ihm gestifteten Bürgerhospitals zu inspizieren. Auf eigene Faust bestieg der agile Stifter das Baugerüst des erst am Vortag auf dem Spital fertig gestellten Uhrtürmchens. Von dort oben bot sich Senckenberg ein einmaliger Rundblick über das geliebte Frankfurt und über sein Lebenswerk – die „Dr. Senckenbergische Stiftung".

Der vermögende Arzt hatte 1763 eine Stiftung zur Verbesserung des Frankfurter Gesundheitswesens ins Leben gerufen und hierfür später am Eschenheimer Tor ein rund drei Hektar

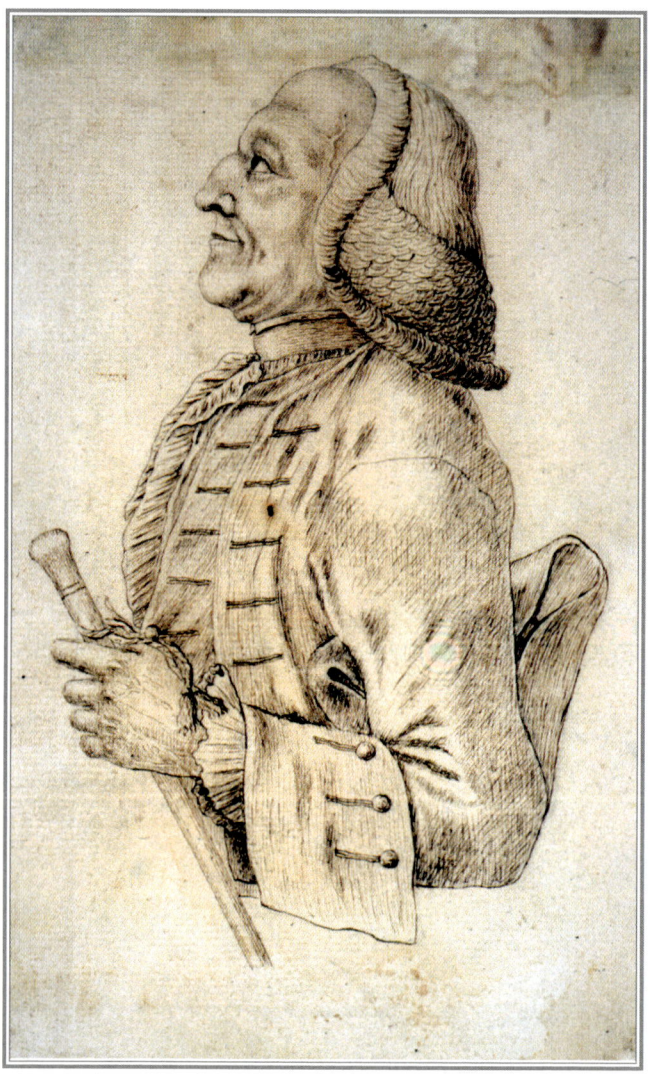

Johann Christian Senckenberg. Federzeichnung von Johann Heinrich Wicker, 1772.

großes Grundstück erworben. In einem der glücklichsten Momente seines Lebens ließ Senckenberg an jenem Sonntagnachmittag im November 1772 den Blick über das Stiftungsgelände mit Wohn- und Stiftshaus, Anatomiegebäude, medizinischem Garten, Gewächshaus und dem im Bau befindlichen Bürgerhospital schweifen, als das Schicksal seinen Lauf nahm: Der Bauherr stürzte von dem Gerüst des Uhrtürmchens in die Tiefe. Ob er einen Fehltritt gemacht oder einen erneuten Schwindelanfall erlitten hatte, kann nur vermutet werden. Kurz vor vier Uhr vernahmen Nachbarn auf der Baustelle des Hospitals jedenfalls ein lautes Poltern und fanden, als sie der Ursache nachgingen, den bewusstlosen, aus einer klaffenden Wunde am Hinterkopf stark blutenden Senckenberg. Einige Helfer trugen den Schwerverletzten zum nahe gelegenen Stiftshaus, wo man ihn im Wohnzimmer vorsichtig auf hastig zusammengesuchte Kissen und Tücher bettete. Die herbeigerufenen Ärzte und Chirurgen waren machtlos. Sie konnten weder die blutende Wunde stillen noch die schwere Halswirbelsäulenfraktur behandeln. Ohne das Bewusstsein noch einmal erlangt zu haben, verstarb Johann Christian Senckenberg am Unglückstag gegen acht Uhr abends. „Ganz Frankfurt", so der Neffe des Verstorbenen, Renatus von Senckenberg, „bedauerte seinen Verlust."[1]

In der Stadt machten inzwischen Geschichten über vermeintliche Vorzeichen für den nahen Tod des prominenten Mitbürgers die Runde. So soll Senckenberg am Morgen des Unglückstages der Diamant, den er statt eines Knopfs am Hemdkragen trug, aus der Fassung vor die Füße gefallen sein und das von ihm gewöhnlich benutzte Trinkglas habe man am Abend auf dem Tisch in zwei Teile zersprungen vorgefunden.

An die traurigen Fakten hielt sich weitestgehend ein am 20. November 1772 in der „Kayserlichen Reichs-Ober-Post-Amts-Zeitung" veröffentlichter Nachruf auf den großen Frankfurter: „Hiesige Loebl. Reichsstadt hat einen Verdienst-vollen Mann in der Person des Hochfuerstl. Hessen-Casseli-schen Hofraths und Leib-Medici, Herrn D. Johann Christian Senkenberg, dahiesigen Physici Ordinarii am 15ten dieses ver-loren. Dieser wohlthaetige Menschenfreund hat seinen hoch-beruehmten Namen bey der Nachwelt dadurch noch mehr verewiget, indem derselbe noch bey seinem Leben eine Stif-tung zum Besten der Arzneykunst und Armenpflege [... grün-dete]. Der Wohlseelige endete an vorhin bemerktem Tage, durch einen in seinem neuangelegten Stiftungshause getha-nen ungluecklichen Fall sein Ruhmvolles Leben."[2]

„Zu den drei kleinen Hasen"
Kindheit in der Frankfurter Hasengasse

*B*ei den Senckenbergs stellte sich am 28. Februar 1707 in der Frankfurter Hasengasse zum zweiten Mal Nachwuchs ein. Anna Margarethe Senckenberg brachte erneut einen Sohn zur Welt, den der stolze Vater, der Arzt Johann Hartmann Senckenberg, noch am gleichen Tag auf den Namen Johann Christian taufen ließ. Ein Schwager Senckenbergs, der Gießener Theologieprofessor Johann Ernst Gerhard, und der Stiefbruder seiner ersten Ehefrau, Johann Christian von den Birghden, teilten sich die Patenschaft für den neuen Erdenbürger. Die Senckenbergs gehörten nicht zu den alteingesessenen Frankfurter Familien. Aber obwohl die ursprünglich aus Troppau, dem heute in der Tschechischen Republik gelegenen Opava, stammenden Senckenbergs nur für zwei Generationen in der Reichsstadt am Main beheimatet gewesen sind, haben sie einen festen Platz in der Frankfurter Stadtgeschichte.

Nachdem der kaiserliche General Albrecht von Wallenstein im Dreißigjährigen Krieg das protestantische Troppau eingenommen hatte, stellte er im Jahr 1626 die Einwohner vor die Wahl: Wer sich rekatholisieren ließ, durfte bleiben, wer am Luthertum festhielt, musste Haus und Hof verlassen. Zu Letzteren zählte Johannes Senkenberg, der aus Glaubensgründen die väterliche Apotheke aufgab und nach Friedberg in der

Wetterau zog. In der protestantisch geprägten Reichsstadt kam Senkenberg in seinem alten Beruf unter und trat in den Dienst der Mohren-Apotheke. Als der Inhaber Ludwig Feiss 1643 starb, übernahm Johannes Senkenberg die Mohren-Apotheke und gewann rasch das Vertrauen der Friedberger, so dass er 1659, 1663, 1669 und 1674 als älterer Bürgermeister sogar das höchste Amt in der Stadt bekleidete. Während der erstgeborene Sohn Johann Henrich Senkenberg nach dem Tod des Vaters im Jahr 1674 die Mohren-Apotheke weiterführte, hatte sich der um acht Jahre jüngere Bruder Johann Hartmann beizeiten um ein anderweitiges Auskommen gekümmert. Der Apothekersohn studierte in Straßburg Medizin und promovierte im Alter von 21 Jahren 1676 mit der Dissertation „De ptyalismo" (Über den Speichelfluss). Johann Hartmann Senckenberg, der sich als erster in der Familie mit „ck" schrieb, eröffnete in seiner Geburtsstadt eine Arztpraxis und engagierte sich als Physicus und Ratsherr für das Wohl der Stadt Friedberg, was ihm 1682 und 1685 jeweils für ein Jahr die Berufung zum jüngeren Bürgermeister eintrug. Seit 1681 mit Maria Margarethe von den Birghden, der Tochter eines Frankfurter Ratsherren, verheiratet, siedelte Senckenberg nach sieben Jahren aus familiären Gründen in die nicht weit entfernte Reichsstadt über, wo er am 6. November 1688 den Bürgereid schwor. In Frankfurt waren auch schon die drei Söhne des Ehepaars beerdigt, die alle im Juni/Juli 1688 im Kleinkindalter gestorben waren. Auch an dem neuen Wohnsitz beteiligte sich der niedergelassene Arzt am öffentlichen Leben. So gehörte er von 1691 bis 1693 dem Pflegamt des Armen-, Waisen- und Arbeitshauses an, 1695 wurde der inzwischen etablierte Senckenberg zum Physicus ordinarius ernannt und 1700 zum Physicus primarius befördert. Für 3.100

Gulden erwarb der erfolgreiche Arzt im April 1701 das Haus „Zu den drei kleinen Hasen" in der zwischen Töngesgasse und Zeil gelegenen Hasengasse. Die Senckenbergs hatten sich in dem Frankfurter Stammhaus der Familie gerade eingelebt, als die Hausherrin Maria Margarethe am 28. Februar 1703 im Alter von fünfzig Jahren verstarb.[3]

Mit der 21-jährigen Anna Margarethe Raumburger, der Tochter des Frankfurter Ratsschreibers, schloss der fast 29 Jahre

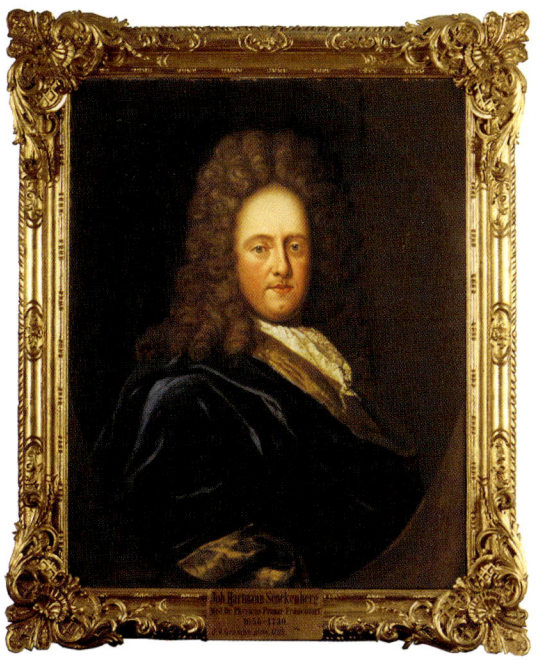

Der Vater Johann Hartmann Senckenberg (1655 – 1730).
Gemälde von Johann Daniel Bager nach einer Vorlage von
Johann Valentin Grambs, 1766.

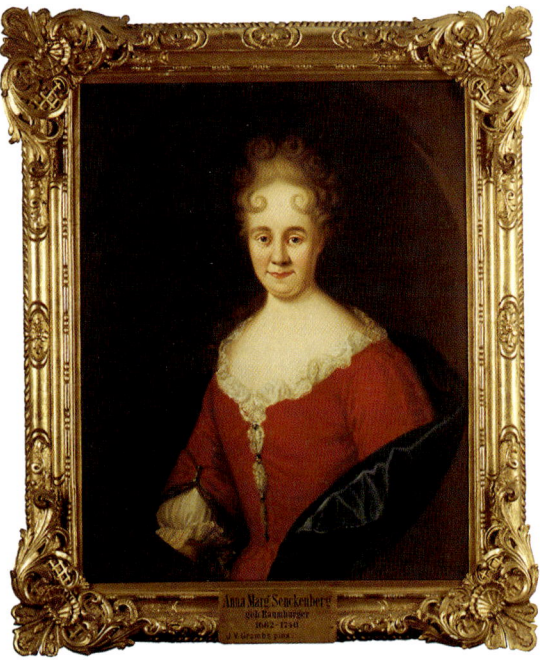

Die Mutter Anna Margarethe Senckenberg (1682 –
1740). Gemälde von Johann Daniel Bager nach einer
Vorlage von Johann Valentin Grambs, 1766.

ältere Johann Hartmann Senckenberg am 13. Dezember 1703
erneut den Bund der Ehe – er sollte den Schritt schon bald
bereuen. Der fromme und gewissenhafte Arzt soll auf die Frage
nach dem Geheimnis seiner robusten Gesundheit mit Blick
auf die per pedes erledigten Hausbesuche bei seinen Patienten
sinngemäß geantwortet haben: das Frankfurter Pflaster. Als
einzige menschliche Schwäche wurde dem Physicus ein Hang
zur „Wollust" nachgesagt. Nachdem Senckenberg schon am
Tag der Trauung gewisse Zweifel an den charakterlichen Qua-

litäten seiner Braut beschlichen hatten, erwies sich Anna
Margarethe tatsächlich als ausgesprochen prunksüchtig, jäh-
zornig und bösartig. Es kam zwischen den Eheleuten nicht nur
zu verbalen Auseinandersetzungen, sondern auch zu Hand-
greiflichkeiten, wobei Senckenberg eines Tages von seiner
Frau mit einem Messerstich am Arm verletzt wurde. Die mehr-
fache Mutter versuchte die Söhne gegen ihren Vater aufzu-
bringen und schob zum Beispiel Johann Christian, als er einmal von seinem Vater gezüchtigt wurde, einen Stock zu, mit
dem der Sohn dann dem eigenen Vater im Affekt ein Auge
ausschlug. Johann Hartmann Senckenberg, für den offenbar
aus religiösen Gründen eine Scheidung nicht infrage kam,
haderte 1714 in einer privaten Notiz mit seinem Schicksal:
„Demnach es dem höchsten Gott gefallen, mich in der zwey-
ten Ehe, wider alles demselben wohlbekannte Bitten und Fle-
hen, aus unerforschlichem Verhängnuß jedennoch mit einer
höchst ungezogenen, unmenschlich boshaftigen, unvergleich-
lich herzlosen Xanthippen und Ehefrawen heimzusuchen."[4]

Obwohl bei den Senckenbergs in der Hasengasse mehr oder
weniger ständig der Haussegen schief hing, zeugte das Paar
erstaunlicherweise fünf Kinder: Heinrich Christian (1704 –
1768), Johann Christian (1707 – 1772), Conrad Hieronymus
(1709 – 1739), Catharina Margarethe (1712 – 1713) und
Johann Erasmus (1717 – 1795). Über das einzige Töchterchen, das der hohen Säuglingssterblichkeit der damaligen Zeit
zum Opfer gefallen ist, und über dessen um drei Jahre älteren
Bruder ist kaum etwas bekannt. Conrad Hieronymus, zumindest das ist überliefert, lebte 1730 in Eisenach und ist 1739 in
London als Apotheker gestorben. Die beiden Geschwister
gerieten bald in Vergessenheit und auch Johann Wolfgang von

Goethe erinnerte sich in dem autobiographischen Werk „Aus meinem Leben. Dichtung und Wahrheit" nur an die drei Brüder Senckenberg: „Noch einer bedeutenden Familie", so der Dichterfürst, „muß ich gedenken, von der ich seit meiner frühsten Jugend viel Sonderbares vernahm und von einigen ihrer Glieder selbst noch manches Wunderbare erlebte; es war die Senckenbergische. Der Vater, von dem ich wenig zu sagen weiß, war ein wohlhabender Mann. Er hatte drei Söhne, die sich in ihrer Jugend schon durchgängig als Sonderlinge auszeichneten. Dergleichen wird in einer beschränkten Stadt, wo sich niemand weder im Guten noch im Bösen hervortun soll, nicht zum besten aufgenommen. Spottnamen und seltsame, sich lang im Gedächtnis erhaltende Märchen sind meistens die Frucht einer solchen Sonderbarkeit. Der Vater wohnte an der Ecke der Hasengasse, die von dem Zeichen des Hauses, das einen, wo nicht gar drei Hasen vorstellt, den Namen führte. Man nannte daher diese drei Brüder nur die drei Hasen, welchen Spitznamen sie lange Zeit nicht los wurden."[5] Der älteste „Hase" sollte beruflich den größten Erfolg haben.

Es war nur zu seinem Besten, dass Heinrich Christian Senckenberg schon mit zwei Jahren aus dem schwierigen Elternhaus herausgenommen und einer in Gießen lebenden, unverheirateten Tante anvertraut wurde. Da sich Lucia Catharina Raumburger 1707 erneut verehelichte, kam der kleine Senckenberg nun zu seiner ebenfalls in Gießen wohnenden Großmutter, die mit dem Theologieprofessor Johann Heinrich Mai verheiratet war und dem Kreis der einflussreichen Universitätsfamilien angehörte. Der Theologe nahm sich der Erziehung des Knaben an, ermöglichte ihm den Besuch des Pädagogiums und beschäftigte zusätzlich einen Privatlehrer. Bevor Heinrich Christian im Herbst 1719 an der Gießener Universität, der Ludoviciana, ein Studium der Rechte begann, reiste er zu seinen von einer verheerenden Brandkatastrophe heimgesuchten Eltern nach Frankfurt. Beim großen „Christenbrand" im Juni 1719 war auch das Elternhaus „Zu den drei kleinen Hasen" ein Raub der Flammen geworden. Aufgrund dieses Schicksalsschlags konnte der begabte Heinrich Christian nur mit finanzieller Hilfe der Verwandten in Gießen studieren. Nach einer mehrjährigen Unterbrechung sowie einigen Semestern an den Universitäten Halle und Leipzig erwarb Senckenberg 1729 an der Ludoviciana den Lizentiatengrad, um sich anschließend in Frankfurt als Advokat niederzulassen. Die in der Reichsstadt ausgeübte Tätigkeit als juristischer Berater mehrerer Reichsstände bildete für den aufstrebenden Advokaten nur eine Zwischenstation, denn schon 1730 nahm er für fünf Jahre die Stelle eines Rats beim Wild- und Rheingrafen Carl von Dhaun an. In dem beschaulichen Hunsrück-Ort Dhaun vertiefte Senckenberg zugleich seine wissenschaftlichen Interessen und erarbeitete zum Beispiel mit dem sechsbändigen Werk „Selecta juris et historiarum" eine Sammlung von Quellen, Urkunden und Abhandlungen zum deutschen Partikularrecht.

Im Jahr 1735 folgte Senckenberg einem Ruf an die neu gegründete Universität Göttingen als außerordentlicher Professor der Rechte, 1738 wechselte er mit der Ernennung zum Hessen-Darmstädtischen Regierungsrat als ordentlicher Professor der Jurisprudenz an die Alma Mater seiner Studentenzeit in Gießen. Dass Juristen in Personalunion einen Lehrstuhl innehatten und ein Regierungsamt ausübten, war im 18. Jahrhundert nichts Ungewöhnliches. In der Universitätsstadt an der Lahn fand Heinrich Christian Senckenberg auch sein privates Glück und ehelichte im Juni 1743 Karoline von Kröber, die Tochter eines Regierungsrats und Oberbergdirektors in Zweibrücken. Dem Ehepaar war jedoch nur eine kurze gemeinsame Zeitspanne vergönnt, denn Karoline starb am 7. April 1744 im Wochenbett. Das Neugeborene überlebte seine Mutter nur um wenige Tage. Dem ebenfalls verwitweten jüngeren Bruder Johann Christian schüttete Senckenberg in einem Brief sein Herz aus: „Ich verliere gewiß die ehrlichste Frau von der Welt, welche nebst allen übrigen Qualitäten ein rechtes Tugendbild gewesen, und gantz gewiß Gott vor seinem

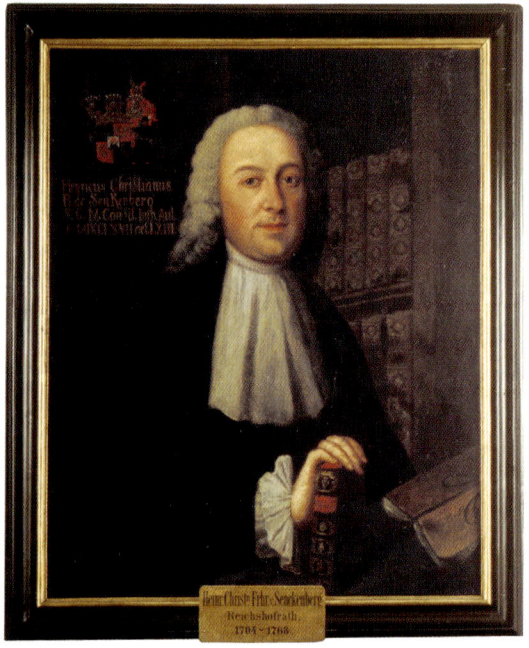

Der ältere Bruder Heinrich Christian von Senckenberg
(1704 – 1768). Gemälde eines unbekannten Künstlers, 1767.

Thron von Ewigkeit zu Ewigkeit preiset. Sie hat ein recht erbaulich Ende genommen und nach dem starcken Kampf Gottes Gnade empfunden, auch das Paradies, just wie deine seel. Frau, gesehen. [...] Gott hat allerdings seyne heiligen Uhrsachen bey mir gehabt, daß er mein grösestes zeitliches Glück gestöhret."[6] Bald darauf kehrte Heinrich Christian Senckenberg Gießen, wo ihn alles nur an seine verstorbene Frau erinnerte, den Rücken und ging wieder in seine Geburtsstadt Frankfurt zurück. Dort erwarb Senckenberg am 23. November 1744 das Bürgerrecht und betätigte sich als juristischer Berater und Diplomat sowie als Kreisgesandter verschiedener Reichsfürsten, so zum Beispiel für Nassau-Oranien, Brandenburg-Ansbach und Hessen-Darmstadt.

Der endgültige berufliche Durchbruch gelang Heinrich Christian Senckenberg im Jahre 1745. Der Rechtsgelehrte und Staatswissenschaftler hatte 1740 nach dem Tod Kaiser Karls VI. im Machtkampf der Habsburger und Wittelsbacher um die Vorherrschaft im Heiligen Römischen Reich Deutscher Nation für die älteste Tochter des verstorbenen Reichsoberhaupts, Maria Theresia, und für die österreichische Sache Partei ergriffen. Nach dem Intermezzo des Wittelsbacher Kaisers Karls VII. konnte 1745 der Gemahl Maria Theresias, Erzherzog Franz Stephan von Lothringen, seine Ansprüche auf den Thron durchsetzen und die Reichskrone den Habsburgern zurückerobern. Franz I. wurde am 4. Oktober 1745 in der Frankfurter St. Bartholomäuskirche zum Kaiser gekrönt. Zwei Tage zuvor hatte der Monarch Heinrich Christian Senckenberg zum Mitglied des Kaiserlichen Reichshofrats ernannt, eines der beiden höchsten Gerichte im Alten Reich. Die Berufung in das Gremium bedeutete die Krönung einer jeden Juristenkarriere. Senckenberg war der erste Frankfurter Bürger, dem diese große Ehre zuteil wurde. Da der Reichshofrat in Wien tagte, musste Heinrich Christian Senckenberg im November 1745 seinen Wohnsitz vom Main an die Donau verlegen. In der kaiserlichen Residenzstadt heiratete Senckenberg 1746 in zweiter Ehe Sophie Elisabeth Freiin von Palm, die ihm zwei Söhne schenkte: Renatus Leopold Christian Karl (1751 – 1800) und Carl Christian Heinrich (1760 – 1842). Der 1751 in den Reichsfreiherrnstand erhobene Heinrich Christian von Senckenberg wirkte bis zu seinem Tod 1768 als arbeitsames und integres Mitglied des Reichshofrats und galt zuletzt als die rechte Hand des Reichsvizekanzlers. Zeitlebens kehrte Senckenberg nur noch zweimal nach Frankfurt zurück: 1754 nutzte er eine Badekur in Schwalbach für Besuche in der Reichsstadt und 1764 kam er im Gefolge Erzherzog Josephs in seine Geburtsstadt, um an dessen Wahl und Krönung zum Römischen König teilzunehmen. Trotz der räumlichen Distanz zwischen Wien und Frankfurt führte Heinrich Christian von Senckenberg mit dem ihm besonders nahe stehenden jüngeren Bruder Johann Christian einen regen Briefwechsel.[7]

Die Kindheit Johann Christian Senckenbergs liegt im Dunkeln. Einzig sein Neffe Renatus von Senckenberg hat in der nach dem Tod des Onkels verfassten „Nachricht von dem Leben und Charakter D. Johann Christian Senkenbergs" den Schleier der Geschichte ein klein wenig gelüftet: „Ermeldeter sein Vater", so die nur zwei Sätze umfassende Passage der Lebensbeschreibung, „hielt ihn bei Zeiten zu den Studien an, zu welchen er den Grund in dem hiesigen von jeher wohl besetz gewesenen höhern Stadtschule oder Gymnasium, [...] legte. Da er bei Zeiten einen Hang zum medicinischen Studium blicken ließ, so benutzte denselben sein Vater, um den Sohn in denen dazu gehörigen Wissenschaften anzuführen und nahm sonderlich den wißbegierigen Knaben fleißig mit botanisiren, welcher auch schon im dreizehenten Jahr seines Alters sich ein Kräuterbuch gesammelt hatte."[8] Vom Rat 1520 im Zuge der Reformation als Alternative zu den katholischen Stiftsschulen ins Leben gerufen, diente das humanistisch ausgerichtete Gymnasium den Söhnen der Frankfurter Bürger als Lateinschule. Latein war die Unterrichtssprache an den Universitäten und die Weltsprache der Gelehrten. Zur Vorbereitung auf ein Studium wurde daher am Gymnasium im Hauptfach lateinisch Lesen, Hören, Sprechen und Schreiben

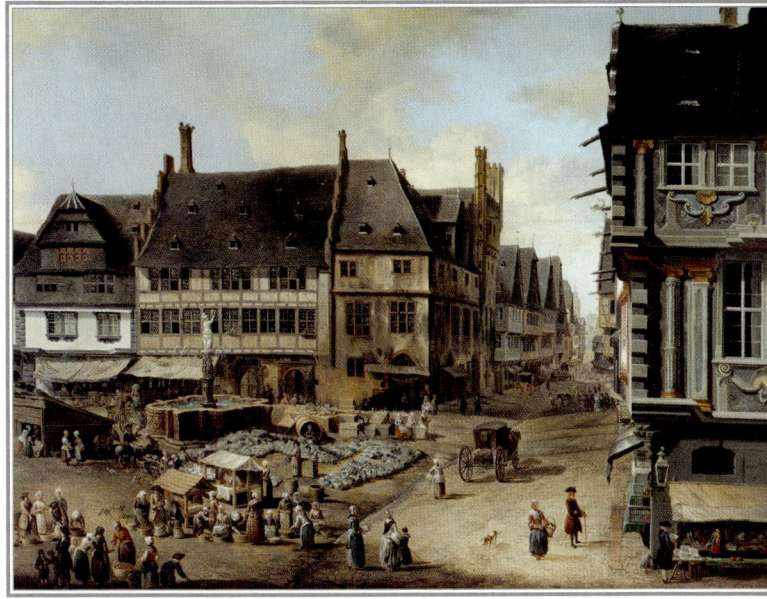

Ansicht des Liebfrauenbergs mit „Dippemarkt" und Blick in die Neue Kräme. Gemälde von Christian Georg Schütz d. Ä., um 1754/55.

unterrichtet. Auf dem Lehrplan standen ferner Griechisch, Hebräisch, Bibelkunde, Rhetorik, Geschichte und Grundlagen der Mathematik. Das Gymnasium war zusammen mit der Stadtbibliothek in dem zwischen der Neuen Kräme und dem Ostportal der heutigen Paulskirche gelegenen ehemaligen Barfüßerkloster untergebracht und wurde im 18. Jahrhundert durchschnittlich von 150 Schülern besucht. In dem für Bürgersöhne bestimmten blauen Mäntelchen – den Sprösslingen der Patrizier war die Farbe rot vorbehalten – machte sich morgens Johann Christian Senckenberg auf den Schulweg, der vermutlich von der Hasen- über die Töngesgasse zum Liebfrauenberg und von dort die Neue Kräme hinunter zum Barfüßerkloster führte. Obwohl Johann Christian ein guter Schüler mit schneller Auffassungsgabe und ausgezeichnetem Gedächtnis gewesen ist, hätte der große „Christenbrand" um ein Haar seine akademische Ausbildung vereitelt.[9]

Der auf dem Turm der St. Bartholomäuskirche postierte Wächter gab am 26. Juni 1719 kurz nach 22 Uhr Feueralarm, indem er die Sturmglocke schlug und in Richtung der Brandstätte in der Bockgasse eine gelbe Fahne am „Domturm" aushängte. Jetzt zählte in der überwiegend aus leicht entflammbaren Fachwerkhäusern erbauten Stadt jede Minute. Zur Vermeidung von „Confusion und Veruntreuung" übernahmen am Unglücksort drei an das Feueramt abgeordnete Ratsherren die Einsatzleitung. Während sich in den 14 Quartieren der Stadt die Mitglieder der Bürgerwehr zur Aufrechterhaltung der öffentlichen Sicherheit und Ordnung auf den zugewiesenen Sammelplätzen formierten, schafften Handwerksgesellen lederne Feuereimer, Leitern und Hacken aus den über das Stadtgebiet verteilten Depots zur Brandstelle. Fuhrleute trans-

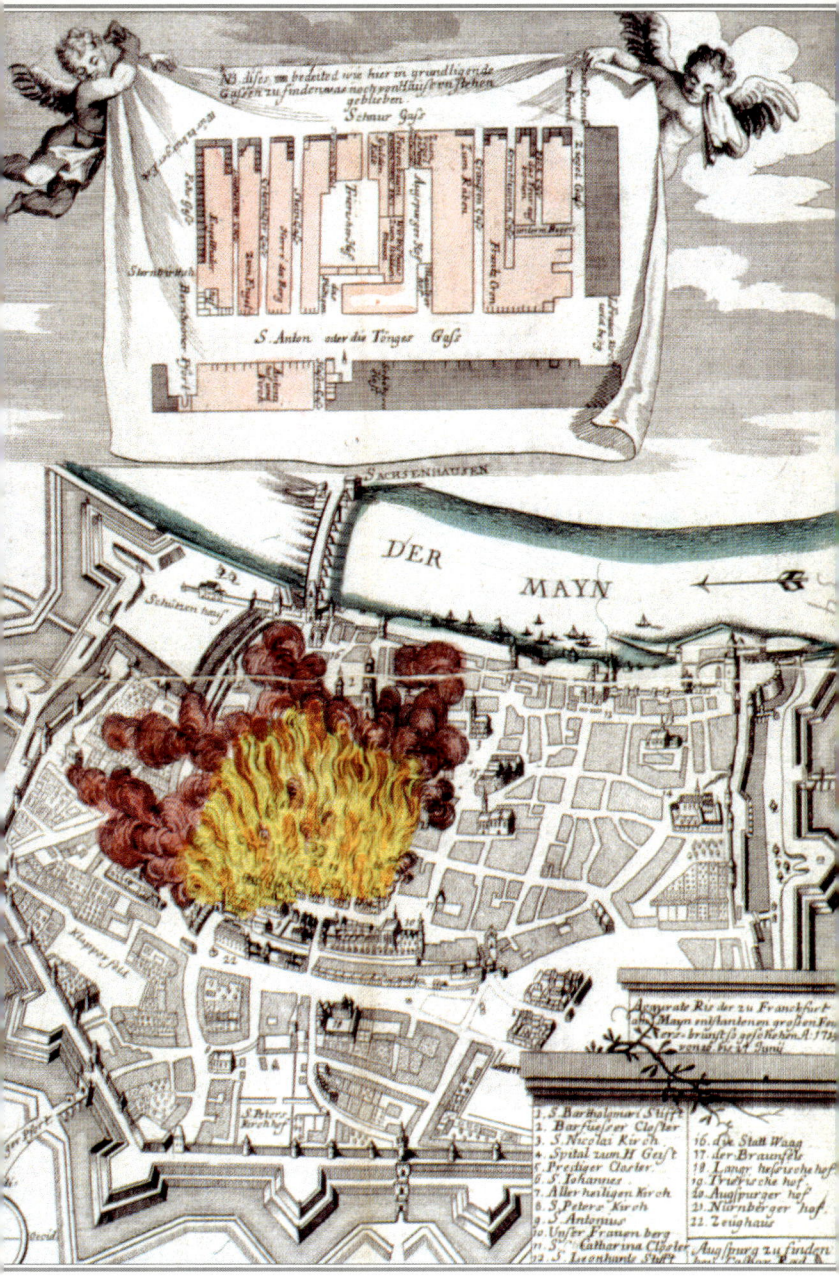

Frankfurter Stadtplan mit den beim großen „Christenbrand" zerstörten Gassen. Kolorierter Kupferstich, 1719.

portierten in großen Fässern Löschwasser von den Brunnen und vom Main zum Brandort. Die eigentlichen Löschtrupps setzten sich, da es noch keine Berufsfeuerwehr gab, insbesondere aus Bauhandwerkern, wie zum Beispiel Zimmerleuten, Maurern und Steinmetzen, und aus Handwerksgesellen zusammen. Darüber hinaus verfügte jedes Quartier über eine Feuerspritze mit einer rund zwanzigköpfigen Löschmannschaft zur Bedienung. Nach einem ausgeklügelten System kamen jeweils drei benachbarte Quartiere dem von einem Feuer bedrohten Stadtteil mit ihren Spritzen zu Hilfe. Als es im Juni 1719 in der Bockgasse brannte, eilten vereinbarungsgemäß die Löschtrupps der angrenzenden Quartiere herbei. Die Einsatzleiter mussten jedoch schon bald erkennen, dass dem Feuer mit den vorhandenen Mitteln nicht beizukommen war.[10]

Starker Wind aus wechselnden Richtungen begünstigte die Ausbreitung des Feuers, so dass um ein Uhr nachts schon mehr als dreißig Häuser in Flammen standen. In der ehemals zwischen Ziegel- und Hasengasse gelegenen Bockgasse hatte die dichte Bebauung die Löscharbeiten behindert, außerdem fehlte es bald an Löschwasser, da die umliegenden Brunnen ausgeschöpft waren. Das Feuer griff von der Bockgasse auf benachbarte Straßen über und verwandelte schließlich das von Holzgraben, Fahr-, Schnur- und Ziegelgasse begrenzte Stadtviertel in ein einziges flammendes Inferno. „Hierauff", so berichtete Pfarrer Johann Friedrich Starck über den Verlauf der Feuersbrunst, „rieff der erzuernete GOtt das wuetende Feuer ueber die breite Toenges-Gasse herueber auff die andere Seite/ da nicht allein die beyden Eck-Haeuser an der Haasen-Gaß/ sondern auch diese Gasse selbsten vom Feuer niedergerissen wurde."[11] Die nächtlichen Straßen waren mit verängstigten Menschen überfüllt, darunter auch die ausgebrannten Senckenbergs mit dem zwölfjährigen Johann Christian, seinem jüngeren Bruder Conrad Hieronymus und dem zwei Jahre alten Johann Erasmus. Erst am Nachmittag des 27. Juni bekamen die von zwei Hundertschaften mit acht Feuerspritzen aus Homburg und Hanau unterstützten Einsatzkräfte den Großbrand langsam unter Kontrolle. Die Ermittlungen nach der Brandursache führten auf die Spur eines in der Bockgasse bei einem Bierwirt einlogierten Italieners, der fahrlässig und in angetrunkenem Zustand die Katastrophe, die 14 Menschenleben gefordert haben soll, ausgelöst hatte: „Dann nachdem dieser [Italiener, T.B.] in seinem zu oberst im Hause gehabten Zimmer/ vor dem Bett gehen noch eine Pfeiffe Toback zu schmauchen vermeinte/ darueber aber entschlaffen/ und das noch brennende Licht die Decke ergriffen/ ist er zwar bald darauf wiederum erwacht/ und bey Erblickung des Feuers hinunter in das Haus zur Magd geloffen/ von selbiger Wasser zu fordern/ die ihme dann/ da er nichts von dem Unglueck gedachte/ nur einen Topff voll gereichet/ mit dem er sich hinwiederum hinauf begeben/ dasselbe zu loeschen/ die Flamme aber schon allzusehr ueberhand genommen hatte und weiß man also nicht/ wo dieser Italiener geblieben/ ob er in solchem greulichen Feuer/ wie man dafuer haelt/ verlohren gegangen oder aus Furcht der Straffe/ weil er dieses erbaermlichen Ungluecks Ursacher gewesen/ unsichtbar worden.“[12] Durch die Unbedachtheit des Italieners wurden in Frankfurt 346 Gebäude zerstört, 461 Familien verloren ihr Zuhause.

Der Physicus Johann Hartmann Senckenberg krempelte, nachdem das Schlimmste überstanden war, die Ärmel hoch und machte sich an den Wiederaufbau des Hauses „Zu den drei

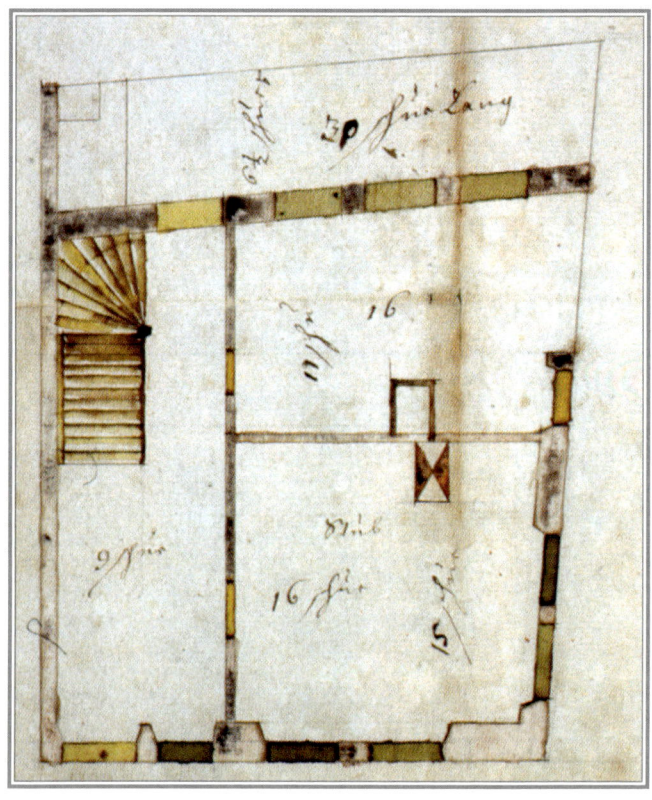

Bauzeichnung für den Wiederaufbau des Wohnhauses „Zu den drei kleinen Hasen", um 1720.

kleinen Hasen". Bis zur Fertigstellung des Wohnhauses in der Hasengasse im Jahr 1721 haben die Senckenbergs vermutlich bei Verwandten oder Freunden Zuflucht gefunden, Genaueres ist über den Verbleib der fünfköpfigen Familie nach dem „Christenbrand" nicht bekannt. Der Rat der Stadt reagierte umgehend auf die bei dem Großfeuer gemachten Erfahrungen und erließ am 27. Juli 1719 für den Wiederaufbau des zerstörten Viertels eigens eine Bauordnung mit strengen Auflagen für den Brandschutz. Demnach musste zumindest das Erdgeschoss in Mauerwerk ausgeführt werden und in engen Seitenstraßen wie der Hasengasse durfte an der Hausfassade nur ein Überhang von einem Werkschuh auskragen (= 28,46 cm). Die Höhe des Parterres war auf zwölf, des ersten Obergeschosses auf elf und des zweiten Stocks auf zehn Schuh begrenzt, was einer maximalen Fassadenhöhe von 33 Schuh oder 9,39 Metern entsprach. Mit dem Verbot von Giebelhäusern folgte der Rat dem ohnehin vorherrschenden Trend, die Dachfirste parallel zur Straße auszurichten. Durch die Drehung der Dachfirsten wurde die Giebelwand zur Brandmauer umfunktioniert, die das Übergreifen der Flammen von einem Dachstuhl auf den andern verhindern sollte. Im Abstand von drei bis vier Häusern mussten spezielle, zwei Schuh über das Dach hinausragende, Brandmauern hochgezogen werden. Dachgauben waren weiter zulässig, da sie sich im Notfall als Fluchtweg bewährt hatten. Prinzipiell war jedes Bauvorhaben in der Stadt dem Bauamt anzuzeigen. Nach gewissenhafter Prüfung der Baupläne und Besichtigung des Bauplatzes leiteten die städtischen „Bauherren" und Werkmeister den mit einer Stellungnahme versehenen Bauantrag an den Rat weiter, der in diesen Angelegenheiten das letzte Wort hatte. An dem von Johann Hartmann Senckenberg für das Wohnhaus „Zu den drei kleinen Hasen" eingereichten Bauantrag gab es nichts zu beanstanden. Der im Parterre in Stein ausgeführte Neubau hielt mit insgesamt drei Stockwerken die zulässige Gebäudehöhe ein. Die Traufe des eine Gaube aufweisenden Dachs verlief parallel zur Hasengasse. An der Rückseite des Senckenbergischen Anwesens entstand in Richtung des angrenzenden Aschaffenburger Hofs eine weitere Brandmauer. Die Bauarbeiten waren im Frühjahr 1721 abgeschlossen und der Neubau bald darauf bezugsfertig. Innerhalb des Hauses befanden sich neben einer Küche jeweils fünf Stuben und Kammern, der Keller fasste rund 18 Stück[13] Wein. Das Grundstück verfügte über einen eigenen Brunnen, eine Zisterne und einen kleinen Hof. Die Liegenschaft „Zu den drei kleinen Hasen" blieb bis zu ihrem Verkauf im Jahr 1766 im Besitz der Familie – hier war Johann Christian Senckenberg zu Hause.[14]

Viele Zeitgenossen hielten Senckenbergs Frankfurt nicht eben für ein städtebauliches Juwel. Heinrich Sebastian Hüsgen nannte in dem 1776 veröffentlichten Band „Verraetherische Briefe von Historie und Kunst" im Zusammenhang mit den Bausünden des frühen 18. Jahrhunderts ausgerechnet die Hasengasse beim Namen: „Empfindliche Kenner", so der Frankfurter Kunsthistoriker, „werden demohngeachtet noch vieles an dem aeusseren Frankfurt auszusezzen wissen, wenn sie uns besonders die halbzuverbaute so nothwendige Haasengasse und die elenden Baraquen vorwerfen, die noch auf der Zeil und dem Roßmarkt neben den besten Gebaeuden stehen: Schoen sieht es nicht aus, das ist nicht zu laeugnen; eine so alte Stadt, wie Frankfurt laeßt sich aber auch nicht so geschwind gaenzlich umgießen."[15] Im 17. Jahrhundert erbaut verlieh die bastionäre Befestigung mit den vorgelagerten Bollwerken der Reichsstadt ein wehrhaftes Antlitz. Mit Geschützen bestückt umschloss die Stadtbefestigung eine Fläche von 128 Hektar, die sich in eine dicht besiedelte Altstadt, eine sich halbkreisförmig anschließende Neustadt und das linksmainische Sachsenhausen aufteilte. Die Autoren im 18. Jahrhundert veröffentlichter Stadtbeschreibungen brachen unisono den Stab über die engen und verwinkelten Gassen der Frank-

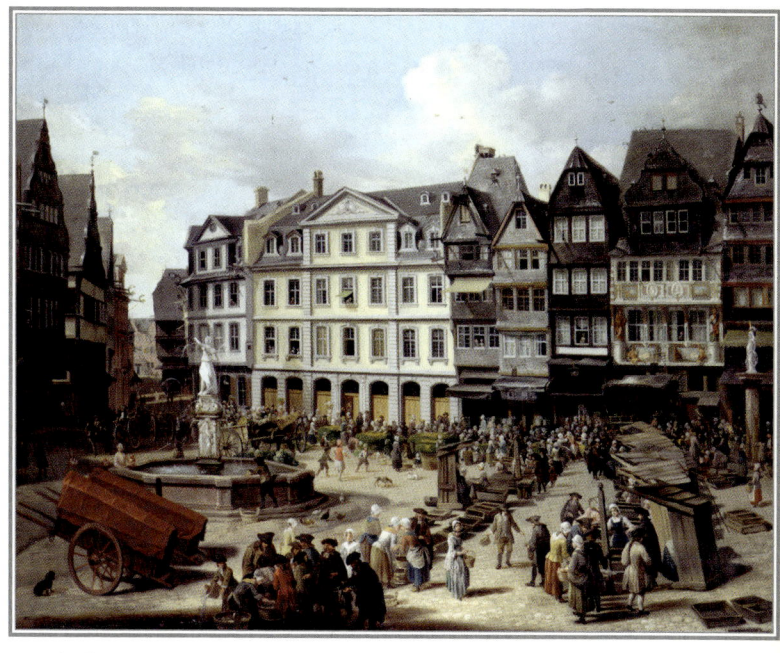

Ansicht des Römerbergs mit Wochenmarkt. Gemälde von Christian Georg Schütz d. Ä., 1754.

furter Altstadt. In die allgemeine Kritik stimmte 1747 auch der Jurist und Lokalhistoriker Johann Bernhard Müller mit ein: „Kommt man weiter in die Stadt und den Sitz der eigentlichen uralten Stadt hinein, so trifft man die Häusser viel älter, dunckeler und gar an einander gebauet an. Wenig Lufft wird daselbst gespühret, und die Sonne wirfft ihre Strahlen gleichsam im Vorbeygehen dahin."[16] Der Architektur am Römerberg, neben Rossmarkt und Liebfrauenberg einer der drei zentralen Plätze und mit dem Rathaus das politische Zentrum der Stadt, konnte Müller bis auf wenige Ausnahmen ebenfalls nichts abgewinnen. Bei aller Kritik verkannte Müller aber

auch nicht den aus der günstigen Lage herrührenden enormen
Geldwert der Gebäude: „Der kleinste Winckel bringet Geld in
der Meß, und zur Zeit der Wahl und Crönung eines Kaysers
gibt offt ein einiges Fenster hundert Ducaten um die Proces-
sion, Verrichtungen der Ertz-Aemter und andere Ceremonien
mit anzusehen."[17]

Alle Jahre wieder wurde Frankfurt am Main im Frühjahr und
im Herbst für drei Wochen zum Kaufhaus der Deutschen.[18]
Dann strömten vier- bis fünftausend Messegäste in die Stadt
und sorgten für gute Geschäfte. Die Messen waren die Quelle
des Frankfurter Reichtums. Das Zentrum des Messehandels
verlief traditionell entlang der Achse Römerberg – Neue
Kräme – Liebfrauenberg. Hier, im Mittelpunkt des Messever-
kehrs, lagen zahlreiche Häuser der grundbesitzenden Patrizier,
die aus den Messevermietungen den größten Nutzen zogen.
Der bibliophile Johann Christian Senckenberg wird während
der Messen vornehmlich im zwischen Römerberg und Mainzer
Pforte konzentrierten Buchhändlerviertel nach Neuerwerbungen für seine Bibliothek Ausschau gehalten haben. Neben den
Frühjahrs- und Herbstmessen verlieh die Wahl und Krönung
der Könige und Kaiser des Heiligen Römischen Reichs Deutscher Nation Frankfurt eine Vorrangstellung unter den
Reichsstädten. Die „Goldene Bulle" Kaiser Karls IV. hatte im
Jahre 1356 Frankfurt offiziell zum Wahlort und Aachen zur
Krönungsstätte erklärt. Mit Maximilian II. wurde 1562 ein
Römischer König erstmals in der Frankfurter St. Bartholomäuskirche gewählt und gekrönt – die Ausnahme geriet zur
Regel. In den Wahl- und Krönungsjahren bildete Frankfurt
den Fokus der Reichspolitik, stand die Reichsstadt im Blick-
punkt europäischer Machtinteressen. Die Stadt gewann, wie

die „Kayserliche Reichs-Ober-Post-Amts-Zeitung" vom 19. März 1764 im Vorfeld der Wahl und Krönung Josephs II. meldete, „durch den taeglichen Zufluß so vieler vornehmen Fremden einen groesseren Schimmer."[19] Johann Christian Senckenberg hatte in seinem Leben gleich viermal die Gelegenheit, das Schauspiel einer Wahl und Krönung zu verfolgen: Karl VI. (1711), Karl VII. (1742), Franz I. (1745) und Joseph II. (1764).

Die Reichsstadt Frankfurt unterstand direkt dem Kaiser. Regiert wurde die um 1730 etwa 29.000 Einwohner zählende Stadt von einem Rat aus 43 Mitgliedern, einschließlich des Schultheißen. Zu gleichen Teilen besetzten die Ratsherren drei Bänke. Da sich die ersten beiden Bänke zumindest bis zum Ende des Verfassungskonflikts 1732 fest im Griff der adeligen Patriziergesellschaften Alten Limpurg und Frauenstein befanden und nur die dritte Bank ratsfähigen Handwerkern offen stand, wurde die Stadtpolitik im ersten Drittel des 18. Jahrhunderts weitgehend von dieser nach außen abgeschlossenen Führungsschicht beherrscht. Alljährlich bestimmten die Ratsherren der ersten und zweiten Bank aus den eigenen Reihen die beiden Bürgermeister. Die Bürgerschaft hatte in Bezug auf die Zusammensetzung des Rats, der die auf Lebenszeit berufenen Mitglieder durch Zuwahl selbst ergänzte, keine Mitwirkungsrechte. Die Einwohner Frankfurts gehörten in der Frühen Neuzeit strikt voneinander getrennten Lebens- und Rechtsgemeinschaften an. Für die Bürgergemeinde und das Verhältnis von Treue und Gehorsam gegenüber dem Rat als Obrigkeit war der Bürgereid grundlegend. Das vom Vater auf Söhne und Töchter vererbte und an die evangelische Religionszugehörigkeit gebundene Bürgerrecht bildete die Voraus-

setzung für den Erwerb von Grund und Boden, die Aufnahme
in eine Handwerkerzunft, den uneingeschränkten Handelsbe-
trieb oder den Zugang zu höheren Stadtämtern, wie zum Beispiel dem des Physicus. Die Mitglieder der bürgerlichen
Rechtsgenossenschaft hatten Anspruch auf städtischen Schutz
und Gerichtsbarkeit sowie auf Unterstützung durch öffentlich
milde Stiftungen. Der Dienst in der Bürgerwehr und die Mit-
hilfe beim Feuerschutz zählten zu den vorrangigen bürgerlichen Pflichten. Zudem waren die Bürger an die Einhaltung der
städtischen Gesetze, die Wahrung des Friedens und die Ent-
richtung der städtischen Steuern und Abgaben gebunden.

Das Prinzip der Genossenschaft prägte die innere Ordnung der
Stadt, in der neben dem Bürgerverband Dorfbewohner,
Fremde, Juden und vor allem Beisassen als Rechtsgemeinschaften minderen Rechts lebten. Beisassen, christliche Einwohner wie die vom 16. bis zum 18. Jahrhundert aus den Nie-
derlanden, Frankreich und Italien eingewanderten
reformierten und katholischen Familien, hatten zwar die gleichen Pflichten wie die Bürger, aber keine politischen Rechte
und nur beschränkten Zugang zu Handel und Handwerk. Die
Nahrungsschutzpolitik des Rates erfolgte im Interesse der Bürger und limitierte die Erwerbsmöglichkeiten der Beisassen, die
keine offenen Läden unterhalten und sich nicht als Einzel-
händler betätigen durften. Gleichwohl fanden sich unter den
Beisassen erfolgreiche Großkaufleute mit glanzvollen Namen
wie Brentano oder Bolongaro. Das Beisassenrecht war perso-
nengebunden und nicht wie das Bürgerrecht vererbbar. In der
Regel billigte der Rat die Anträge von Beisassenkindern um
Aufnahme in das Schutzrecht, sofern sie die Grundvoraussetzung erfüllten und ein Vermögen von mindestens 500 Gulden

ihr Eigen nennen konnten. Die Vergabepraxis ermöglichte es dem Rat, bei sich abzeichnenden Nahrungsschutzproblemen die Zahl der Schutzverwandten zu verringern.

Im Vergleich zum Bürgerrecht zweiter Klasse der Beisassen war der Status der anderen Rechtsgemeinschaften noch wesentlich ungünstiger. Die Einwohner der acht unter Frankfurter Herrschaft stehenden Dörfer[20] waren zumeist Leibeigene Frankfurter Bürger. Unter der Verwaltung des städtischen Landamtes stehend, mussten die Dorfbewohner Abgaben und Gefälle entrichten und insbesondere beim Chausseebau Frondienste leisten. Mit allergrößter Wachsamkeit beaufsichtigte das bürgerliche Regiment die in der Stadt lebenden Fremden. Gesellen und Gesinde sahen sich gleich zwei Herren gegenüber, nämlich der Ratsobrigkeit und dem jeweiligen Hausvater. Mägde, Knechte, Handwerksgesellen und -lehrlinge gehörten zur Produktions- und Lebensgemeinschaft des „ganzen Hauses". Mit dem Dienstantritt begaben sie sich unter die Herrschaft und den Schutz des Familienoberhaupts. Messfremde und Permissionisten, das heißt außerhalb der Messzeiten mit einer befristeten Aufenthaltserlaubnis des Polizeiamts in Privathäusern logierende Fremde, waren nur vorübergehend zu Gast in Frankfurt. Fremde durften in der Reichsstadt zwar keine „bürgerliche Nahrung" treiben, waren aber, solange sie zur allgemeinen ökonomischen Prosperität beitrugen, willkommen. Mit fremden Bettlern und Vaganten, die nur das städtische Armenwesen belasteten, verfuhr die Obrigkeit nicht gerade zimperlich. Von in den Straßen patrouillierenden Armenknechten und Soldaten-Kommandos aufgegriffene Bettler wurden abgeführt und erst vor den Toren der Stadt wieder auf freien Fuß gesetzt.[21]

Die Frankfurter Juden durften seit 1462 nur noch in einer schmalen, abgelegenen Gasse in der östlichen Neustadt wohnen. Juden galten als Bedrohung für das christliche Seelenheil und sollten von den Christen möglichst fern gehalten werden. Lebten zunächst nur wenig mehr als einhundert Personen in der 330 Meter langen Judengasse, so drängten sich zu Beginn des 18. Jahrhunderts mit dreitausend Menschen rund zehn Prozent der Frankfurter Einwohnerschaft in dem immer enger und höher bebauten „Ghetto". Das Aufenthaltsrecht und die Steuerpflicht der jüdischen Rechtsgemeinschaft war in der erstmals 1424 vom Rat erlassenen und später alle drei Jahre erneuerten „Stättigkeit" geregelt. Nach der Vertreibung der jüdischen Gemeinde aus der Reichsstadt im so genannten Fettmilch-Aufstand und ihrer erneuten unter kaiserlichem Schutz erfolgten Rückkehr wurde die „Stättigkeit" 1616 von Kaiser Mathias in ein unbefristetes Aufenthaltsrecht umgewandelt. Der Wortführer des gegen den patrizischen Rat und die Juden gerichteten Bürgeraufstands, der Frankfurter Bürger und Lebkuchenbäcker Vinzenz Fettmilch, hatte in dem Haus „Zum Hasen" an der Ecke Tönges- und Hasengasse gewohnt. Nach der Niederschlagung der in einer Plünderung der Judengasse eskalierten Rebellion wurde der vom Kaiser geächtete Fettmilch am 28. Februar 1616 mit sechs weiteren Rädelsführern auf dem Rossmarkt hingerichtet. Das Wohnhaus Fettmilchs wurde niedergerissen und auf dem Grundstück eine Schandsäule „Sempiternae Rebellionis Memoriae" (Zum ewigen Gedächtnis des Aufstandes) errichtet. Die Säule stand bei den seit 1701 in der Hasengasse beheimateten Senckenbergs gleich um die Ecke und erinnerte den jungen Johann Christian täglich an das traditionell gespannte „Dreiecksverhältnis" zwischen patrizischem Rat, Juden und Bürgerschaft. Die meis-

ten Bewohner der Judengasse waren arm und lebten vom Trö-
delhandel, von der Pfandleihe oder vom Münzwechsel. Nur
einige wenige Familien waren durch Geldgeschäfte zu Wohl-
stand gekommen. Der erlaubte Verkauf von nicht eingelösten
Pfändern öffnete jüdischen Kaufleuten den Zugang zum
Warenhandel, womit Konflikte mit den auf ihren Nahrungs-
schutz pochenden christlichen Händlern und Handwerkern
vorprogrammiert waren. Die „Stättigkeit" enthielt zwar zahlreiche das Leben und die Erwerbstätigkeit der Juden ein-
schränkende Bestimmungen, sie bot der religiösen Minderheit
aber auch eine gewisse Rechtssicherheit. In mancher Hinsicht

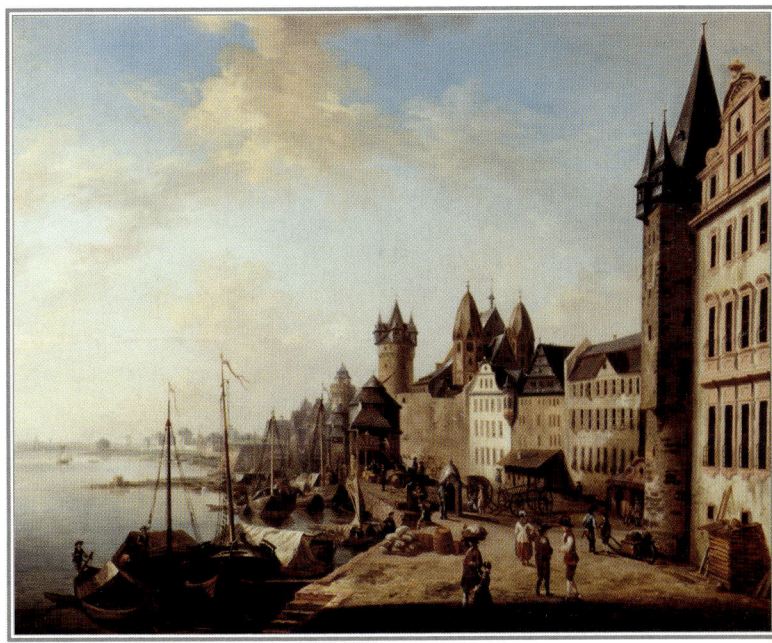

*Der Weinmarkt am Fahrtor. Gemälde von Christian Georg Schütz
d. Ä., um 1759.*

waren die Juden sogar besser gestellt als andere unterbürgerliche Schichten. So konnten sie in der Judengasse Grundbesitz erwerben und in den Synagogen des „Ghettos" auf Frankfurter Boden ihre Religion ausüben; Letzteres blieb den Reformierten bis zum Erlass des Willfahrungsdekrets im Jahr 1787 verboten. Die jüdische Gemeinde verfügte über ein autonom verwaltetes Finanz-, Steuer- und Bildungswesen, sie sorgte selbst für die Sicherheit in der Gasse und wurde von den beiden „Baumeistern" als Vorsteher politisch vertreten.[22]

Innerhalb der scheinbar homogenen Rechtsgemeinschaften gab es große Besitzunterschiede. Ein am Existenzminimum darbender Sachsenhäuser Gärtner konnte genauso gut ein Bürger der Stadt Frankfurt sein wie ein von Grundbesitz und Renten in Saus und Braus lebender Patrizier. Auch unter den Beisassen, Fremden und Juden befanden sich sowohl Arme als auch Reiche. Obrigkeitliche Kleiderordnungen waren Ausdruck sozialer Ungleichheit und gewähren Einblick in die reichsstädtischen Gesellschaftsschichten. Der Rat unterschied in der 1731 erlassenen Kleiderordnung die Frankfurter anhand Amt, Beruf, Herkunft und Vermögen in fünf Stände. Während den am untersten Ende der Rangordnung eingruppierten Tagelöhnern, Mägden und Dienstboten jeglicher Kleiderluxus untersagt war, durfte sich der erste Stand in feinste Tücher hüllen. Zu den Spitzen der Gesellschaft rechnete die Kleiderordnung den Schultheiß, die Ratsherren der ersten und zweiten Bank, die adeligen Geschlechter (Patrizier) sowie Syndici, Lizentiaten und Doktoren.[23] Der Bürger und promovierte Doktor der Medizin Johann Hartmann Senckenberg rechnete zu den ersten Kreisen der Reichsstadt – trotzdem sah sich der Physicus infolge des „Christenbrandes" außer Stande, das Studium seiner beiden ältesten Söhne zu finanzieren.

Die Senckenbergs mussten nach der Brandkatastrophe von 1719 den Gürtel enger schnallen. Das Großfeuer hatte Johann Hartmann Senckenberg um einen beträchtlichen Teil seines Vermögens gebracht, die verbliebenen Mittel flossen in den Wiederaufbau des Wohnhauses „Zu den drei kleinen Hasen". Als Johann Christian Senckenberg das Gymnasium absolviert hatte und im Anschluss daran das Geld für ein Studium fehlte, bemühte sich Johann Hartmann beim Rat der Stadt Frankfurt um ein Stipendium für seinen zweitältesten Sohn. Senckenberg erhoffte sich für das geplante Medizinstudium Johann Christians eine Unterstützung durch die 1624 von dem Arzt und Bürgermeister Johann Hartmann Beyer testamentarisch eingerichtete Stiftung. Die noch heute bestehende „Dr. Beyer'sche Stiftung" förderte unter anderem das Medizinstudium von Frankfurter Bürgersöhnen mit einem jährlichen Zuschuss von einhundert Gulden. Von den Stipendiaten wurde erwartet, dass sie sich später auf Anforderung in Frankfurt niederließen. Senckenberg begründete sein am 5. Oktober 1723 eingereichtes Gesuch mit den beim „Christenbrand" erlittenen Verlusten und verlieh seinem Begehr mit dem Hinweis auf die 28-jährige Tätigkeit als Physicus im Dienst der Stadt Nachdruck. Mit Erfolg, denn schon am 7. Oktober 1723 bewilligte der Rat das Stipendium für Johann Christian Senckenberg. Ab wann genau und über welchen Zeitraum das Stipendium in Anspruch genommen wurde, lässt sich aus den Akten nicht ersehen, zumal Johann Hartmann Senckenberg selbst die verbliebenen Studienkosten nicht aufbringen konnte und sich dadurch die Immatrikulation Johann Christians noch erheblich verzögern sollte.[24]

Senckenberg nutzte die mehrjährige Wartezeit, um sich unter Anleitung seines Vaters gründlich auf das Medizinstudium und den Arztberuf vorzubereiten. Den Herbst 1724 verbrachte Johann Christian Senckenberg auf dem bei Herxheim in der Pfalz gelegenen Gut Friedrich Ludwig von Reinecks. Der vermögende Frankfurter Weinhändler war mit Senckenbergs Vater befreundet und ließ sich 1730 in der Hasengasse ein aufwendiges Rokoko-Palais mit parkähnlichem Garten errichten. Von Oktober 1726 bis Mai 1727 hospitierte Johann Christian bei dem mit der Familie Senckenberg verwandten Solmsischen Leibarzt Reich, der ihn in die ärztliche Tätigkeit am Krankenbett einführte. Wieder zurück in Frankfurt nahmen die beiden Stadtärzte Johann Michael Büttner und Johann Jacob Grambs Senckenberg unter ihre Fittiche und machten ihn vor allem mit Grundkenntnissen der Anatomie und der Chirurgie vertraut. Neben den väterlichen Unterweisungen in praktischer Heilkunde und in Botanik sowie dem Besuch eines dreimonatigen Chemie-Kurses eignete sich Senckenberg durch die Lektüre von Fachbüchern als Autodidakt wertvolle Vorkenntnisse für das geplante Medizinstudium an. Nach sieben mehr oder weniger verlorenen Jahren hatte sich die Vermögenslage der Senckenbergs im Frühjahr 1730 insoweit erholt, dass sich Johann Christian an der Universität Halle endlich als Student der Medizin einschreiben konnte. Am 17. April 1730 brach Senckenberg von Frankfurt nach Halle auf. Von seinem Vater war es ein Abschied für immer – Johann Hartmann Senckenberg starb am 26. September 1730 im Alter von 75 Jahren.[25]

„Über die Frömmigkeit des Arztes"
Medizinstudium und Glaubensfragen

Im Studium wurde Johann Christian Senckenberg zum Tagebuchschreiber.[26] Bald nach seiner Ankunft in der Universitätsstadt Halle begann Senckenberg mit den von ihm mit „Observationes physicae et medicae in me ipso factae" überschriebenen Aufzeichnungen (An mir selbst gemachte physikalische und medizinische Beobachtungen). Von den heute in der Frankfurter Universitätsbibliothek archivierten Tagebüchern[27] Senckenbergs behandeln die ersten neun eng beschriebenen und gebundenen Quartbände den Zeitraum von 1730 bis 1742. Außer den bis ins kleinste Detail ausgebreiteten körperlichen und seelischen Befindlichkeiten Senckenbergs finden sich in den „Observationes" scheinbar ohne jeden Zusammenhang eingestreute ärztliche und religiöse Überlegungen, naturwissenschaftliche Beobachtungen sowie Beschreibungen von Land und Leuten. Das Sammelsurium enthält darüber hinaus Angaben zu Johann Christians Ernährungsweise, zum Wetter und über allerlei belanglose Dinge. Die erste Tagebucheintragung im Mai 1730 betrifft bezeichnenderweise Senckenbergs gepuderte Lockenperücke, ohne die er nicht aus dem Haus ging und die auf der Reise von Frankfurt nach Halle per Postkutsche etwas gelitten hatte: „Den vorigen Monath auff der Reise nach Halle mein Haar eine Weile nicht puderte, muste sehen daß es gantz fett, von dem Sale volatili oleoso per poros vel sensibiliter [vel] insensibiliter excerni solito [= flüchtigen, öligen Salz, das gewöhnlich spürbar oder unspürbar durch die Poren ausgeschieden wurde] war, und daher das Pappier alß es in Weimar aufwickelte, gar bald corrodirte. Ansonsten zerfressen diese particula den Bindfaden, den man zu dem Haare brauchet in nicht gar langer Zeit, daß er mürbe wird, u(nd) alß ein Fädgen angebrannte Seïde oder Leinenzeug zerrissen werden kann. Solcher particulorum [...] halber ist d(er) poudre aufgekom(m)en, der es imbiren u(nd) darauf zu Zeiten abgekäm(m)et werden sol, sonsten macht es so es sich häufft in capite obstiationem pororum."28 Ab 1743 verwendete Senckenberg für seine Tagebuchaufzeichnungen nicht mehr die gewohnten Hefte im Quartformat, sondern lose Zettel. Bei seinem Tod hinterließ der Stifter rund 20.000 datierte Notizzettel, die der Frankfurter Stadtarchivar Georg Ludwig Kriegk chronologisch geordnet und in die Form von Tagebüchern gebracht hat. Während die Themenvielfalt der Aufzeichnungen unvermindert anhielt und beispielsweise im Juni 1747 von Rezepten für Siegellack, über Anmerkungen zur Torfgewinnung bis zur Futtermischung für Kanarienvögel reichte, änderte sich Senckenbergs Einstellung zum Leben und damit sein Blickwinkel als Tagebuchschreiber. Der frisch verheiratete Arzt stand Anfang 1743 mit beiden Beinen fest auf der Erde und beobachtete nicht mehr in einem fort sich selbst, sondern nahm vermehrt seine Mitmenschen ins Visier. Frankfurter Ratsherren, Patrizier und Adelige, die Senckenberg der Korruption oder eines liederlichen Lebenswandels verdächtigte, bekamen in den privaten Aufzeichnungen ihr Fett weg. Bei jeder sich bietenden Gelegenheit überschüttete der Stadtarzt den kaiserlichen Geheimrat und Stadtschultheißen Johann Wolfgang Textor mit wahren Zornesausbrüchen. Der preußisch gesinnte Senckenberg machte den Vertreter des Kaisers in der Reichsstadt für die im Sie-benjährigen Krieg erfolgte Besetzung Frankfurts durch pro-kaiser-liche französische Truppen verantwortlich. Wutentbrannt äußerte sich Senckenberg am 14. August 1759 auf einem Tage-buchzettel über Textors „Sau-wohlseyn u(nd) s(eine) gantze Sau Familie so Ehbruch u(nd) Hurerey vor ihr summum bonum hält."29

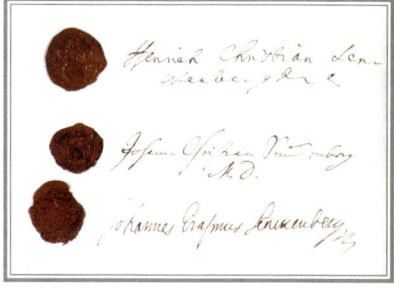

Siegel und Unterschriften der drei Brüder Heinrich Christian, Johann Christian und Johann(es) Erasmus Senckenberg, 9. März 1743.

Johann Christian Senckenbergs von 1743 bis 1772 angelegter „Zettelkasten" ist eine Fund-grube für die Frankfurter Stadtgeschichte im 18. Jahrhundert und hat nur einen Haken: die Handschrift des Tagebuch-schreibers. Selbst der Stadtarchivar Georg Ludwig Kriegk und der Vorsitzende der „Dr. Senckenbergischen Stiftung", August de Bary, die für ihre 1869 und 1947 veröffentlichten Senken-berg-Biographien den handschriftlichen Nachlass des Stifters von vorn bis hinten durchgesehen haben, beklagten die schlechte Lesbarkeit der Texte. „Namentlich", so der Hand-schriftenkundige Kriegk über die fürchterliche „Klaue" Senckenbergs, „schrieb er Alles mit der größten Schnelligkeit, so daß er mit einer breiten Feder gar nicht zu schreiben ver-mochte. Ja, er verzog, verkleinerte und verkürzte dabei die Buchstaben so sehr, daß kaum irgend eine andere Schrift so schwer zu lesen ist, als die seinige."30 Senckenbergs Vorliebe für Einschübe in Latein und Griechisch sowie von ihm selbst erdachte Abkürzungen bereiteten beim Entziffern seiner unleserlichen Handschrift zusätzliches Kopfzerbrechen. Glücklicherweise sind die wesentlichen Passagen aus den Tagebüchern und die Schlüsseldokumente aus dem sonstigen in 270 Mappen archivierten privaten und dienstlichen Nachlass transkribiert und geben Auskunft über das Leben Johann Christian Senckenbergs.

Die Universität Halle genoss in der Gelehrtenwelt einen ausgezeichneten Ruf. Kurfürst Friedrich von Brandenburg, der spätere Preußenkönig Friedrich I., hatte 1694 die Hochschule als „Reformuniversität" gegründet. Durch bedeutende Persönlichkeiten wie den evangelischen Theologen und Pietisten August Hermann Francke oder die an der medizinischen Fakultät lehrenden Professoren Georg Ernst Stahl und Friedrich Hoffmann kam die junge Universität Halle Anfang des 18. Jahrhunderts zu Weltruhm. Dass sein älterer Bruder Heinrich Christian 1727 ein Jahr an der Saale studiert hatte und dass der mit ihm verwandte Solmsische Leibarzt Reich über gute Verbindungen zur brandenburgischen Universität verfügte, werden Johann Christian Senckenberg bei seiner Entscheidung für Halle als Studienort zusätzlich bestärkt haben. Der Frankfurter Arztsohn bestieg am 17. April 1730 die vor dem Darmstädter Hof auf der Zeil haltende Postkutsche nach Leipzig. Für die gewählte Reiseroute über Eisenach, wo Senckenberg seinen jüngeren Bruder Hieronymus besuchte, Gotha, Weimar und Leipzig nach Halle benötigte der angehende Student elf Tage. In Halle wohnte Senckenberg bei dem Jura-Professor Knorr, Vorlesungsbeginn war Mitte Mai. An der medizinischen Fakultät lehrten im Sommersemester 1730 die drei ordentlichen Professoren Friedrich Hoffmann,

Michael Alberti und Johann Juncker sowie die beiden außerordentlichen Professoren Heinrich Baß und Johann Heinrich Becker, dessen 1729 verstorbener Vorgänger Coschwitz den Bau eines Theatrum anatomicum in Halle verwirklicht hatte. An der Alma Mater bekam Senckenberg erstmals ein Anatomiegebäude zu Gesicht.[31]

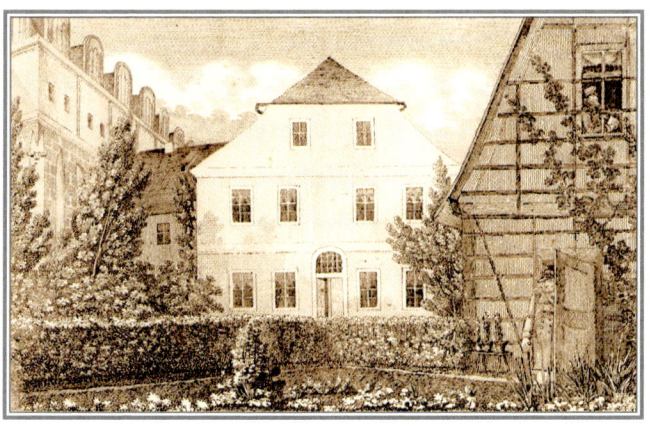

Die medizinische Klinik der Universität Halle. Radierung, um 1730.

Das Erstsemester hörte überwiegend bei Hoffmann und Juncker. Auf Senckenbergs Stundenplan stand als mit Abstand wichtigste Veranstaltung das „Collegium casuale practicum" bei Professor Hoffmann. In der einstündigen Vorlesung schilderte Hoffmann viermal in der Woche seinen Studenten Fälle aus der Praxis. Zu Beginn des Kollegs trug Hoffmann in der Regel aus dem Brief eines Patienten vor, der sich unter eingehender Beschreibung seiner Beschwerden Hilfe suchend an ihn gewendet hatte. Im Anschluss daran legte der siebzigjährige Hoffmann seiner jugendlichen Zuhörerschaft eingehend die Diagnose dar und besprach die infrage kom-

menden Arzneien oder Kuren. Der Professor und zeitweilige
Leibarzt des preußischen Königs, Friedrich Hoffmann, ist einer
der führenden medizinischen Systematiker seiner Zeit gewesen, für den anatomische und physikalische Forschungen die
Grundlage der wissenschaftlichen Tätigkeit bildeten. Hoffmann verstand den menschlichen Körper als eine Art hydrau-
lische Maschine, die von einem „Nervenfluidum" gesteuert
wird. Stockte die Bewegung des Fluidums in den als Röhren
gedachten Nerven, kam die Spannung der Fasern, den kleinsten damals bekannten Bausteinen des Körpers, aus dem
Gleichgewicht. Die richtige Spannung („Tonus") war die
Voraussetzung für eine gute Gesundheit. Eine überhöhte
Spannung der Fasern, der „Spasmus", führte zu Krämpfen,
Schmerzen oder Fieber, bei zu niedriger Spannung, der „Ato-
nie", kam es zu Lähmungen, Blindheit und anderen Krankheiten. Zur Behandlung von Krankheiten setzte Hoffmann
dementsprechend auf spannungslösende oder stärkende Mit-
tel. Der Autor eines 1703 erschienenen Leitfadens zur Mine-
ralwasseranalyse verordnete seinen Patienten, nachdem er die
Quellen von Karlsbad, Teplitz, Pyrmont und Spa persönlich in
Augenschein genommen hatte, mit Vorliebe Trinkkuren
sowie Heilbäder, Abreibungen und andere physikalische
Anwendungen. Zusätzlich legte der Medizinprofessor großen
Wert auf die Einhaltung einer entsprechenden Diät und emp-
fahl seinen Patienten die von ihm entwickelten und bis ins 20.
Jahrhundert als Hausmittel beliebten „Hoffmannstropfen".
Die Mixtur aus drei Teilen Alkohol und einem Teil Äther ent-
faltete sowohl als Riechmittel als auch bei innerlicher Anwen-
dung eine belebende Wirkung. Friedrich Hoffmann hat dem
Erstsemester Senckenberg einiges mitgegeben: Die „Tonus"-
Theorie, der weitgehende Verzicht auf das Verabreichen von

Medikamenten sowie die Verordnung von Trinkkuren und
von Diät haben Senckenbergs späteres Wirken als Arzt nachhaltig beeinflusst.[32]

Senckenbergs anderer akademischer Hauptlehrer, Johann
Juncker, war ein „Stahlianer". In Konkurrenz zur „Tonus"-
Theorie seines Kollegen Hoffmann hatte der bis zu seiner 1716
erfolgten Berufung zum Leibarzt des preußischen Königs ebenfalls in Halle lehrende Medizinprofessor Georg Ernst Stahl die
vielbeachtete „Animismus"-Theorie aufgestellt. Nach Stahl
steuerte die Seele („Anima") alle normalen und krankhaften
Vorgänge im menschlichen Körper. Die „Anima" bewahrte
den Körper vor dem Zerfall und sorgte in ihm für eine ständig
zwischen Spannung und Erschlaffung wechselnde Bewegung,
wodurch das Blut und die Säfte zu den Organen getrieben
würde. Zu Krankheiten kam es demnach bei einer zumeist
durch die unnatürliche Vermehrung der normalen Blutmenge
ausgelösten Störung dieses Wechselspiels. Für das Auftreten
von Vollblütigkeit bei manchen Menschen machte Stahl
deren falsche Ernährungsweise, sprich Völlerei, verantwortlich. Was Wunder, dass Stahl bei der Behandlung unterschied-
lichster Krankheiten konsequent auf die Gabe von schweiß-
treibenden Arzneien und Brechmitteln sowie das zur Ader
lassen vertraute. Der Aderlass gehört zu den ältesten Heilme-
thoden in der Medizin und war schon in der Antike von dem
griechischen Arzt und Begründer der Medizin als Erfahrungs-
wissenschaft, Hippokrates (um 460 – um 370 v. Chr.), ange-
wendet worden. Der Blutentzug als Therapie basierte auf der
die Medizin in Europa bis ins 19. Jahrhundert beherrschenden
Viersäftelehre der Hippokratiker. Nach der hippokratischen
Theorie wird aus rotem Blut, Schleim sowie schwarzer und gel-

ber Galle neues Blut gebildet. Gerieten die Säfte aus dem Gleichgewicht, traten Krankheiten auf. Als therapeutische Maßnahme erschien es daher angezeigt, dem Körper den krankhaft vermehrten Saft durch Aderlass oder Schröpfen zu entziehen. Beim Aderlass wurde eine Vene eröffnet und anschließend verbunden, beim Schröpfen eine kleine Glasglocke mit Unterdruck auf die angeritzte Haut über dem erkrankten Organ aufgesetzt und dadurch Blut aus dem Körper abgeleitet. Von Hippokrates vor allem bei der Entzündung innerer Organe, Kopfschmerzen oder Krämpfen empfohlen, galt der Aderlass bis zum Beginn des 19. Jahrhunderts als ein Allheilmittel, dessen Anwendung zum Beispiel auch Johann Christian Senckenbergs Lehrer Johann Juncker seinen Studenten nahe legte.[33]

Aderlassschnepper mit 16 Klingen (Schneppern) aus dem 18. Jahrhundert.

Im Sommersemester 1730 besuchte Senckenberg bei dem „Stahlianer" Juncker Vorlesungen über den „Methodus medendi generalis" und über „Casus et observationes practicae". Nach Senckenbergs Mitschriften zu urteilen beinhaltete die erstgenannte Vorlesung eine relativ trockene Aneinanderreihung von Krankheitsbildern, deren Behandlungsweisen und Genesungsprozesse. Wesentlich anschaulicher gestalteten sich offenbar die Vorträge über „Casus et oberservationes practicae", in denen Juncker alle Arten von Krankheiten, so zum Beispiel auch aus dem Bereich der Gynäkologie oder der Augenheilkunde, erörterte und in deren Zusammenhang die Studenten bei Hausbesuchen endlich auch mit leibhaftigen Patienten in Kontakt kamen. Juncker stellte seine Diagnosen, nachdem er sich die allgemeine körperliche Verfassung des Kranken genau betrachtet und sich den Bericht des Patienten über die Vorgeschichte seiner Beschwerden geduldig angehört hatte. Ohne die dicht unter der Körperoberfläche liegenden Organe abzutasten und bar jeglicher moderner Apparatemedizin – selbst Fieberthermometer oder Stethoskop hielten erst im 19. Jahrhundert Einzug in die ärztliche Praxis – konnten Fehldiagnosen nicht ausbleiben. So beschreibt Senckenberg in einem seiner Kolleghefte einen Fall von Bluthusten, den Juncker getreu der „Animismus"-Theorie als eine harmlose Abwehrreaktion des Körpers auf eine eingetretene Vollblütigkeit bewertete; wahrscheinlich litt der Patient aber an Tuberkulose. Wie dem auch sei, Senckenberg zog auch aus Junckers Lektionen seinen Nutzen und setzte zeitlebens bei seinen Patienten und bei sich selbst auf die Heilwirkung des Aderlasses. Auf dem dicht belegten Stundenplan des wissbegierigen Erstsemesters standen außer den Vorlesungen bei Hoffmann und Juncker auch noch andere Veranstaltungen, wie das von dem Lizenziaten der Medizin Abraham Rehfeld geleitete „Collegium botanicum". Die Botanik bildete Anfang des 18. Jahrhunderts noch eine Hilfswissenschaft der Medizin, weshalb die pflanzenkundlichen Vorlesungen und die bezeichnenderweise „Hortus medicus" genannten botanischen Gärten den medizinischen Fakultäten angegliedert waren. In dem einstündigen, jeweils mittwochs und samstags abgehaltenen Kolleg besprach Rehfeld zunächst die Heilkraft bestimmter Pflanzen, bevor er die Gewächse den Studenten im Rahmen kleiner Exkursionen in der freien Natur zeigte. Wirklich neue Erkenntnisse hat Senckenberg in dem „Collegium botanicum" aufgrund der väterlichen Unterweisungen wohl kaum gewonnen.[34]

Dem Studium der medizinischen Fachliteratur widmete Johann Christian Senckenberg viel Zeit. Eine 1735 von dem Kandidaten der Medizin auf Bitten eines namentlich nicht überlieferten „Herrn und Freundes" für das Medizinstudium zusammengestellte, kommentierte Bücherliste erlaubt Rückschlüsse auf sein eigenes Lektüreverhalten. Als Autoren von Standardwerken zur Medizin im Allgemeinen empfiehlt Senckenberg an vorderster Stelle Hippokrates und nennt danach Paracelsus, den flämischen Arzt Johan Baptista van Helmont (1579 – 1644) und dessen Sohn, den Naturforscher Franciscus Mercurius van Helmont (1614 – 1699), sowie die Zeitgenossen Friedrich Hoffmann, Georg Ernst Stahl und Johann Konrad Dippel. Unter den Anatomen bevorzugte Senckenberg den Dänen Caspar Bartholin (1655 – 1738), der die nach ihm benannten Drüsen im Scheidenvorhof der weiblichen Geschlechtsorgane entdeckt hatte, und den 1683 in Frankfurt geborenen Medizinprofessor Lorenz Heister, dessen Hauptwerk „Chirurgie, in welcher alles, was zur Wundarznei gehört, nach der neuesten und besten Art abgehandelt" in alle europäischen Sprachen übersetzt wurde. Im Hinblick auf die Pathologie, die Wissenschaft von den Krankheiten, verwies Senckenberg auf die bereits angeführten Autoren der Standardwerke zur allgemeinen Medizin und fügte noch Nenters

„Theoria hominis aegroti" (Untersuchung des kranken Menschen) und Johann Junckers „Tabulae medico-practicae" (Für
den Arzt nützliche Verzeichnisse) hinzu. Weitere Literatur-
hinweise betrafen die Botanik, Pharmazie, Chemie und Diäte-
tik. Für die Chirurgie empfahl Senckenberg neben den Schriften von Lorenz Heister und Johann Juncker ausdrücklich
Paracelsus 1536 erschienene „Große Wundartzney".[35]

Der 1493/94 bei Einsiedeln in der Schweiz geborene Theo-
phrastus Bombast von Hohenheim, genannt Paracelsus, ist in
Senckenbergs Literaturauswahl gleich mit mehreren Titeln
vertreten und gehörte offenkundig zu dessen Lieblingsautoren.
Der Schweizer Arztsohn hatte nach eigenen Angaben ein
Medizinstudium im italienischen Ferrara mit der Promotion
zum Doktor abgeschlossen. Im Anschluss an ausgedehnte
Lehr- und Wanderjahre durch ganz Europa lebte Paracelsus um
1525 zunächst in Salzburg und bald darauf in Straßburg als niedergelassener Arzt. 1527/28 amtierte er als Stadtarzt in Basel
und hielt Vorlesungen in lateinischer und deutscher Sprache.
Auseinandersetzungen mit den Ärztekollegen und dem Rat
der Stadt zwangen den Querdenker zum fluchtartigen Verlassen Basels. Mit den Apothekern stand Paracelsus ebenfalls
über Kreuz, da er sie der Herstellung von „Drecksmedizin"
bezichtigt hatte.[36] Bis zu seinem Tod im Jahr 1541 führte der
Arzt, Naturforscher und Philosoph ein unstetes Leben mit
häufig wechselnden Aufenthaltsorten in Süddeutschland, der
Schweiz und Österreich. Paracelsus hatte sich relativ früh von
der Schulmedizin distanziert und später eine grundlegende
Reform der Medizin angestrebt, wozu für ihn auch die Abkehr
vom Gebrauch des Lateins als einem Symbol rückwärts
gewandter Denkart zählte. Nach Paracelsus' Verständnis des

Organismus regelte der „Archaeus", das dynamische Prinzip im Körper, die normalen und krankhaften Lebensvorgänge auf chemischem Weg. Indem er bei der Heilbehandlung nicht auf die Ableitung überschüssiger Körpersäfte und die Verordnung exotischer Pflanzenmischungen setzte, sondern auf die Gabe chemischer Substanzen, hauptsächlich metallischer Verbindungen, vertraute, erzielte Paracelsus beachtliche Erfolge. Seit seiner Jugend in der Alchemie bewandert, führte der unbequeme Neuerer Blei, Schwefel, Eisen, Arsen, Kupfer- und Kaliumsulfat als Arzneimittel ein und verfeinerte die Anwendung von Quecksilber. Paracelsus war der festen Überzeugung, dass die Natur, wenn sie die Krankheiten verursachte, auch die entsprechenden Heilmittel bereit hielt – man musste sie nur finden. Auf kostspielige Wundermittel aus fernen Ländern könne getrost verzichtet werden, da gegen einheimische Krankheiten am besten heimische Heilkräuter oder aus heimischen Mineralien zubereitete Mittel helfen würden. Für Paracelsus war die Natur die Lieferantin der Arzneien und eine große Lehrmeisterin dazu, denn nicht der Mensch, sondern die Natur unterrichte den Arzt.[37] Es ist gut möglich, dass Paracelsus Schriften Johann Christian Senckenberg bei der Wahl seines Dissertationsthemas mit inspiriert haben. Schließlich bildete die 1737 vorgelegte Doktorarbeit „Über die Heilkraft der Beeren des Maiglöckchens" einen Beitrag zur stärkeren Berücksichtigung einheimischer Heilpflanzen.

Das Medizinstudium füllte Senckenbergs Tage in Halle gänzlich aus, am studentischen Nachtleben hat er sich daher kaum beteiligt. Außerdem trennte den 23-jährigen Senckenberg und die übrigen in der Regel 16- bis 17-jährigen Erstsemester ein nicht zu unterschätzender Altersunterschied. Der Späteinsteiger blieb aber kein Einzelgänger, sondern schloss sich einem Freundeskreis von Gleichaltrigen an, die ähnliche wissenschaftliche Interessen und die Beschäftigung mit religiösen Fragen verband. Geprägt durch den frommen Vater beteiligte sich Senckenberg in Halle am Gesangsunterricht und am Gottesdienst in dem zu den Franckeschen Stiftungen gehörenden Waisenhaus. Die von August Hermann Francke um 1700 in Halle gegründeten Erziehungsanstalten waren ein Zentrum des Pietismus. Von der Frömmigkeitsbewegung innerhalb des Protestantismus, die sich gegen den erstarrten Dogmatismus der lutherischen Orthodoxie richtete, waren auch die Universität und insbesondere der Lehrkörper der medizinischen Fakultät, namentlich die Professoren Hoffmann, Alberti und Juncker, ergriffen. Alles schien in bester Ordnung zu sein, als Senckenberg im Juli 1731 aus heiterem Himmel das Studium hinwarf und aus Halle abreiste. In einer öffentlich geführten Kontroverse zwischen der theologischen Fakultät und dem Dozenten Hohheisel, der gegen die orthodox-pietistische Ausrichtung seines Fachbereichs aufbegehrte, hatte Senckenberg für das Mitglied seines Freundeskreises Partei ergriffen. Weil er den unbequemen Dozenten mit dem gefürchteten Gegner der orthodoxen Pietisten Johann Konrad Dippel in Verbindung gebracht und sich am Druck einer Streitschrift Hohheisels beteiligt hatte, zog sich Senckenberg allem Anschein nach den geballten Zorn der Universitätsleitung zu, die ihm höflich, aber bestimmt das Verlassen der Alma Mater nahe legte.[38]

In seinem Tagebuch notierte Senckenberg unter dem Datum des 11. Juli 1731, dass Professor Juncker ihm den wohlmeinenden Vorschlag unterbreitet habe, als ärztlicher Berater in die Dienste des sachsen-gothaischen Geheimrats und Reichstagsgesandten Baron von Heeringen zu treten. Nach kurzer Bedenkzeit akzeptierte Senckenberg und verließ am 17. Juli 1731 mit dem Baron Halle. Heeringen litt unter möglicherweise durch „Hirnkongestion" und erhöhten Blutdruck ausgelösten Anfällen und war aufgrund der familiären Vorbelastung von der Sorge erfüllt, auch an Gicht zu erkranken oder einen Schlaganfall zu bekommen. Senckenberg verabreichte dem Geheimrat nur leichte Beruhigungsmittel, stand ihm ansonsten beratend zur Seite und erreichte mit der Zeit eine Stabilisierung seines Gesundheitszustandes. Der Studienabbrecher blieb bis April 1732 auf dem Heeringenschen Gut Groß-Merle bei Erfurt, das er mehr und mehr als ein Abstellgleis empfand. Mit der Begründung, nach Frankfurt zurückkehren zu wollen, löste Senckenberg sein erstes Dienstverhältnis als Arzt und wurde am 5. April 1732 von dem Baron mit einem großzügigen Geldgeschenk verabschiedet. Auf dem Rückweg nach Frankfurt machte Senckenberg einen Umweg über das am Südhang des Rothaargebirges gelegene Residenzstädtchen Berleburg, wo er am 11. April eintraf und von dem Leibarzt des regierenden Grafen Casimir von Wittgenstein namens Carl gastfreundlich aufgenommen wurde. Der fünftägige Aufenthalt in Berleburg galt der Person Johann Konrad Dippels und sollte Senckenbergs Leben verändern.[39]

Johann Christian Senckenberg nannte den radikalen Pietisten Dippel seinen besten Freund und das, obwohl sie sich nur zweimal, im April und im August 1732, persönlich begegnet sind. Der Frankfurter Separatist Christian Fende hatte den Kontakt zwischen Senckenberg und dem 1673 auf der Burg Frankenstein bei Darmstadt geborenen Dippel hergestellt. Der Frankfurter Arztsohn kannte Dippels unter dem Pseudonym

Christianus Democritus veröffentlichte theologische Schriften in- und auswendig und pflegte schon von Halle aus mit
dem Grenzgänger, der sich keiner kirchlichen Gruppierung
zuordnen ließ, einen regen Briefwechsel. Ein Porträt Johann
Konrad Dippels in Öl, das Senckenberg von dem 1734 verstorbenen Theologen und Mediziner geerbt hatte, erhielt in dem
Wohnzimmer des Stiftshauses in der Hasengasse und später am
Eschenheimer Tor einen Ehrenplatz. Mit dem Dippel-Bildnis
an der Wohnzimmerwand demonstrierte Senckenberg in der
überwiegend lutherischen Reichsstadt seinen individuellen
Standpunkt in Glaubensfragen.

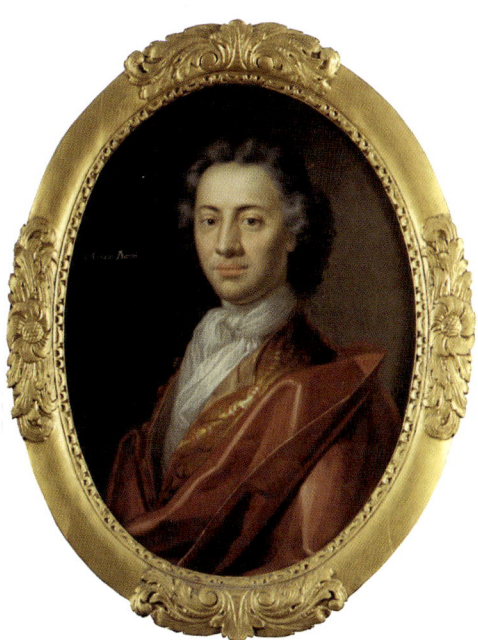

Der Freund Johann Konrad Dippel (1673 – 1734).
Gemälde eines unbekannten Künstlers, 1704.

Frankfurt war im 18. Jahrhundert zwar eine „multikonfessio-
nelle" Stadt, aber deswegen noch lange kein Hort der Tole-
ranz. Wenn auch der Augsburger Religionsfrieden 1555 und
der Westfälische Frieden 1648 das Miteinander der christlichen Konfessionen im Reich geregelt hatten, so blieb das Verhältnis zwischen Lutheranern, Reformierten und Katholiken –
von den Juden ganz zu schweigen – in Frankfurt und anderswo
distanziert bis feindselig. Das Stadtregiment führten aus-
nahmslos Angehörige der lutherischen Konfession, wobei den
Ratsherren auch die weltliche Aufsicht über das Kirchenwe-
sen oblag. Das höchste Kirchenamt in Frankfurt, das Seniorat
im Predigerministerium, bekleidete von 1666 bis 1686 Philipp
Jakob Spener. Der Kirchenreformer organisierte seit 1670
neben dem öffentlichen Gottesdienst in Privaträumen religiöse Zusammenkünfte zur gemeinschaftlichen geistlichen
Lektüre und Erbauung. Diese „Collegia pietatis" genannten
Versammlungen fanden bald über Frankfurts Grenzen hinaus
Nachahmung und haben die pietistische Bewegung (Pietas =
Frömmigkeit) mitbegründet. Die Begegnung der Frommen in
„Collegia pietatis" gehörte zu den Kerngedanken Speners in
der für den Pietismus wegweisenden Reformschrift „Pia Desideria: oder Hertzliches Verlangen Nach Gottgefaelliger Besserung der wahren Evangelischen Kirchen". Während Spener
im ersten Teil der „Pia Desideria" die lutherische Orthodoxie
harsch kritisierte, entwickelte er im zweiten Teil Reformvor-
schläge zur Erneuerung des Kirchenwesens: Vertiefung der
Bibelkenntnis, Übung des allgemeinen Priestertums, Beto-
nung eines Christentums der Tat sowie erbauliche statt
gelehrte Predigt. Die „Frommen Wünsche" fanden im evangelischen Deutschland große Resonanz. Frankfurt avancierte
zum Zentrum der pietistischen Bewegung, der sich auch
Senckenbergs Vater Johann Hartmann anschloss.[40]

Mitglieder des ursprünglichen „Collegium pietatis", die den Glauben an eine Reform der offiziellen Kirche verloren hatten, trennten sich nach einigen Jahren von Spener und gingen ihre eigenen Wege. Die Frankfurter Separatisten sammelten sich um Galionsfiguren wie die adelige Hofdame Eleonore von Merlau oder den schwärmerischen Christian Fende. Die unterschiedlichen christlichen Sekten einte die Ablehnung der verkrusteten Strukturen der lutherischen Amtskirche und das Streben nach einer Individualisierung des religiösen Lebens. Als Johann Christian Senckenberg den 1651 geborenen Fende kennen lernte, konnte dieser bereits auf eine typische Separatisten-Biographie zurückblicken. Der studierte Jurist lebte seit 1676 in Frankfurt und hatte über den Advokaten Johann Jakob Schütz Zugang zu Speners „Collegium pietatis" gefunden. Fende wandelte sich allerdings schon bald zum Separatisten und wurde für die lutherische Geistlichkeit, indem er mit der Taufe und dem Abendmahl Grundfesten des Kirchenglaubens anzweifelte, zur Persona non grata.[41]

Der junge Senckenberg fühlte sich hingegen von Menschen wie Fende oder Dippel geradezu magisch angezogen. Den im hessendarmstädtischen Gießen Theologie studierenden Pfarrerssohn Johann Konrad Dippel hatte es Ende März 1699 vorübergehend nach Frankfurt verschlagen, nachdem er wegen der Veröffentlichung radikalpietistischer Schriften in Darmstadt verhört und mit Hausarrest belegt worden war. Dippel verneinte das Staatskirchentum sowie jede religiöse Organisation und führte den Pietismus bis zu einem radikalen Individualismus fort. Dem Separatisten ging es um ein unverfälschtes Christentum ohne Dogmen und Riten, weshalb er die Sakramente ablehnte und die Erlösung des Menschen und seine Versöhnung mit Gott durch Christus leugnete. Ein frommer Mensch sollte sich durch

Selbstentäußerung und Nächstenliebe Gott opfern. Auf dem eigenen Lebensweg geriet Dippel in schöner Regelmäßigkeit wegen seiner kompromisslosen Haltung in Glaubensfragen in Not. Im Jahr 1707 musste er aus Berlin fliehen, wo er als Alchemist gewirkt und das Berliner Blau erfunden hatte. Auf die erfolgreiche Promotion zum Doktor der Medizin an der Universität von Leiden folgte 1714 die unfreiwillige Übersiedlung von Holland ins dänische Altona. Dort praktizierte Dippel zunächst als Arzt, bis er mit dem Statthalter des dänischen Königs aneinander geriet und zu lebenslänglicher Haft auf die Insel Bornholm verbannt wurde. 1726 begnadigt, begab sich der unbeugsame Dippel ins benachbarte Schweden, reüssierte in Stockholm als Mediziner und Theologe, um schon nach wenigen Jahren abermals des Landes verwiesen zu werden. Hinter jedem Einschnitt in seiner Vita stand eine heftige religiöse Kontroverse. Den Lebensabend verbrachte Dippel von 1729 bis 1734 in Berleburg als Leibarzt eines Familienmitglieds des toleranten Grafen Casimir von Wittgenstein.[42]

Der gestandene Kirchenkritiker Dippel besaß eine charismatische Persönlichkeit und zog den an Jahren wesentlich jüngeren Senckenberg bei dem Treffen im April 1732 in seinen Bann. Im Verlauf stundenlanger Gespräche über Gott und die Welt erkannte Senckenberg in seinem Gegenüber einen Geistesverwandten. Der konsequent an seinen religiösen Überzeugungen festhaltende Dippel bestärkte den Frankfurter Arztsohn auf seinem von der Amtskirche abweichenden Kurs. Senckenberg bekannte sich offen als Separatist im Sinne Dippels und lehnte wie sein Alter Ego Dogmen, Riten und Sakramente ab. Für die Aushöhlung des Christentums gab Senckenberg den Pfarrern die Schuld. Aus reinem Eigennutz hätten die

Geistlichen den regelmäßigen Gottesdienstbesuch zum Gradmesser der Religiosität erhoben und sich selbst über das Halten der Predigt, die Abnahme der Beichte und das Austeilen der Sakramente in den Vordergrund gedrängt. Senckenberg zog daraus die Konsequenzen und nahm nicht mehr am Kirchgang teil. „Ich bete Gott an", begründete der Separatist sein Fernbleiben, „keinen Pfaffen, auch mich selbst nicht, bete auch keine ungerechte Obrigkeit an, sage den Leuten: wollen sie zurecht kommen, müssen sie sich von den Pfaffen zu Gott bekehren und ihre Glückseligkeit in sich selbst suchen, den lebendigen Gott ohne Kirchengötzen anbeten."[43]

Dass ihn viele seiner Mitmenschen für einen Sonderling hielten, nahm Senckenberg in Kauf. Als Separatist mied er zwar den sonntäglichen Kirchgang, doch die gemeinsame Gottesverehrung mit Gleichgesinnten war ihm zumindest in den ersten Jahren nach seiner Rückkehr aus Halle ein Bedürfnis. Im August 1733 berichtet Senckenberg von der Teilnahme an Spaziergängen und Schiffsausflügen der Separatisten in die nähere Umgebung der Reichsstadt. Unterwegs wurden geistliche Lieder angestimmt und religiöse Gespräche geführt. 1734 wohnte Senckenberg einer viel besuchten privaten Pietisten-Versammlung in der Schnurgasse bei, rümpfte aber anschließend die Nase über das aufgesetzte Gehabe der Gläubigen: „Sie geben einander die Hand, küssen sich, nennen einander Brüder, halten viel auf das Lesen mystischer Bücher, reden leise allerlei, seufzen Ach! und O!, weinen u. dgl. m."[44] Johann Christian Senckenberg sympathisierte mit Pietisten und Separatisten, ohne sich einer christlichen Sekte tatsächlich anzuschließen – er suchte seinen eigenen Weg. Der fromme Bürgersohn war vom Christentum als der vollkommensten Religion überzeugt. Senckenberg glaubte an einen persönlichen Gott, die Einhaltung der Gebote und die Nächstenliebe. „Beten allein", so Johann Christian, „ist Heuchelei, Arbeiten allein Unglauben, Beides muß mit einander verbunden sein. Ist der Glauben gut und Gottes Werk, so ist er nie ohne Liebe, welche die Grundlage des Christenthums ist: wer nicht Liebe übt gegen seinen Nächsten, der hat keinen Glauben, ist kein Christ. Meine Religion ist: recht und wohl thun gegen Gott und die Menschen."[45]

In den Augen ihres Sohnes Johann Christian war Anna Margarethe Senckenberg eine „pfaffenhörige" Kirchgängerin. Der Konflikt zwischen der Mutter und dem heimkehrenden Sohn war vorprogrammiert. Senckenberg hatte sich am 15. April 1732 von Johann Konrad Dippel in Berleburg verabschiedet und die Rückreise nach Frankfurt angetreten, wo er nach Zwischenstopps bei den Verwandten in Gießen und Friedberg vier Tage später eintraf. Das Elternhaus „Zu den drei kleinen Hasen" war bis auf die Mutter verwaist. Von Senckenbergs Brüdern lebte Heinrich Christian im Hunsrück-Ort Dhaun, Hieronymus arbeitete in einer Eisenacher Apotheke und der Jüngste, Johann Erasmus, studierte in Altdorf bei Nürnberg. Mit der von starken Stimmungswechseln gebeutelten Mutter, der aus heutiger Sicht zumindest eine schwere Persönlichkeitsstörung[46] zu attestieren ist, geriet Johann Christian ständig in Streit. „Sie ist", notierte Senckenberg über den schlechten Charakter der Mutter, „oberflächlich und geltungsbedürftig, empfänglich für Schmeicheleien, protzt mit ihrem Silber und macht Schmeichlern übertriebene Geschenke, während sie sonst geizig und mißgünstig ist."[47] Obwohl er häufig zur Zielscheibe mütterlicher Tobsuchtsanfälle wurde, lebte der ungeliebte Sohn acht Jahre mit der „Xanthippe" unter einem Dach.

Senckenberg nutzte die freie Zeit in seiner Vaterstadt, um sich weiter mit Glaubensfragen auseinander zu setzen und um die botanischen Studien voranzutreiben. Unter stillschweigender Duldung des Sanitätsamts behandelte der offensichtlich einen Sonderstatus genießende Sohn des verstorbenen Physicus primarius auch ohne Doktordiplom Patienten aus dem Verwandten- und Freundeskreis. Der Studienabbrecher litt jedoch unter dem fehlenden akademischen Doktorgrad und seiner unbefriedigenden Gesamtsituation. Die Einladung Dippels nach Berleburg kam Senckenberg gerade recht. Vom 7. bis zum 26. August 1732 schöpfte Senckenberg bei seinem besten Freund neuen Lebensmut: „mein Geist ist durch die mannigfache Hilfe Dippels ausgeglichen und zu Gott geneigt."[48]

Auf dem Rückweg nach Frankfurt ließ sich Senckenberg Zeit und blieb noch für eine Woche in Allendorf an der Lumda, um bei Wanderungen die reichhaltige Flora der dortigen Umgebung zu erkunden. Vor einem Tagesausflug auf den 304 Meter hohen, als botanisches Kleinod berühmten Berg Hangelstein stärkte sich Senckenberg laut Tagebuchaufzeichnung zum Frühstück mit vier Tassen Tee und einigen Butterbroten. Der beschwerliche Aufstieg in brütender Mittagshitze, das Durchstreifen von Gebüschen und das Umherklettern auf Felsblöcken trieben dem Wanderer aus der Reichsstadt den Schweiß auf die Stirn. Die Entdeckung schöner und seltener Pflanzen wie des Gelben Sturmhuts, der Elsebeere, des Spitzen Silberblatts oder des Haselwurzes entschädigten den Pflanzenfreund für die Mühsal. Unterwegs begegnete Senckenberg einem Kuhhirten, mit dem er über die Verwendung von Heilkräutern in der Volksmedizin ins Gespräch kam. Der Hirte empfahl zum Beispiel die Pimpinelle bei Gebärmutterkrämpfen. Am Spätnachmittag kehrte der Wanderer zufrieden mit sich und der Welt nach Allendorf zurück und verzehrte zum Abendbrot mit Appetit dreieinhalb Käse und ein großes Bier.[49] Nach dem väterlichen Vorbild arbeitete Johann Christian Senckenberg an einer „Flora Francofurtensis". Dabei diente dem passionierten Botaniker das in der Kindheit begonnene, nunmehr über 400 Pflanzennamen enthaltende Herbarium als Hilfsmittel. In der 1725 von dem Patrizier Johann Friedrich von Uffenbach ins Leben gerufenen ersten wissenschaftlichen Gesellschaft in Frankfurt bekam Senckenberg am 23. März 1736 die Gelegenheit, sein Herbarium vorzustellen und erntete von allen Seiten höchstes Lob. Der Referent Senckenberg, vermerkte das Sitzungsprotokoll der Gesellschaft, „zeigte uns [...] etliche Bände

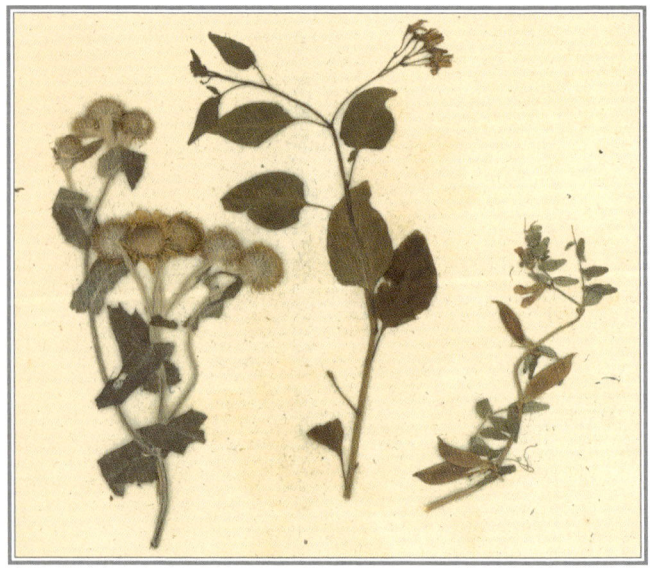

Von Johann Christian Senckenberg gesammelte und getrocknete Pflanzen: Flohkraut, Bittersüßer Nachtschatten und Gelbe Wicke (v.l.n.r.).

voll aufgetrockneter hiesiger und nachbarschaftlicher Kräuter,
worüber Er sich von langer Zeit her große mühe gegeben. [...]
Die Nettigkeit und ordnung bey allen diesen aufgetrockneten
und festgeklebeten stücken war hierbey zu bewundern, als in
welchen der Herr Eigenthümer weder fleiß noch mühe zu
spahren gewonet ist, und mit der Zeit seine vorhabende und zu
beschreiben angefangene Flora Francofurtensis dadurch sehr
vollkommen machen wird."[50] Senckenbergs 17-bändiges Herbarium ist leider nicht mehr erhalten. Allein drei von ihm
eigenhändig getrocknete Pflanzen befinden sich noch heute
im Archiv der „Dr. Senckenbergischen Stiftung": Großes
Flohkraut, Bittersüßer Nachtschatten und Gelbe Wicke.[51]

Auf Drängen von Verwandten und Freunden gab sich Johann
Christian Senckenberg im Oktober 1734 einen Ruck und
machte ernsthafte Anstalten, das abgebrochene Medizinstudium durch den Erwerb des Doktortitels zu Ende zu bringen.
Mit dem väterlichen Freund Dippel hatte Senckenberg noch
vor dessen Tod im April 1734 über das mögliche Thema der
geplanten Dissertation korrespondiert. In einem elfseitigen
Entwurf „De melancholia vel de mentis aberrationibus" (Über
die Schwermut oder über Verirrungen des Geistes) umriss der
Kandidat der Medizin den Grundgedanken der Doktorarbeit,
dass Geisteskranke nicht etwa von Dämonen besessen, sondern tatsächlich krank sind. Für Senckenberg bildeten Leib
und Seele ein Ganzes, weswegen sich Krankheiten des Körpers
auf die menschliche Psyche und umgekehrt sich Störungen des
Geistes auf die körperliche Gesundheit auswirkten. Bei der
Behandlung von Geisteskranken lehnte Senckenberg die her-
kömmlichen Methoden des zur Ader lassens oder der durch
Brechmittel ausgelösten „Ekelkuren" ab. Vorbeugend könne

die Erziehung zur Mäßigkeit, zur Arbeit und zu geordneten Lebensverhältnissen wirken, nach Ausbruch der Krankheit sollte ein frommer Arzt die seelische Betreuung des Patienten übernehmen. Aufs Schärfste verurteilte Senckenberg das bloße Wegsperren der Geisteskranken. In Frankfurt kamen durch ihr Verhalten auffällig gewordene Melancholiker oder Wahnsinnige in das beim Rahmhof gelegene „Tollhaus". Das zum Allgemeinen Almosenkasten, einer 1531 gegründeten öffentlichen milden Stiftung, gehörige und vom Glöckner der Katharinenkirche als „Hauß- und Pfleg-Vater" im Nebenamt mitverwaltete „Tollhaus" war durch einen Hof in ein vorderes und ein hinteres Gebäude unterteilt. Während die weniger schweren Fälle im Vorderhaus lebten, wurden gefährliche Geisteskranke in fünf jeweils nur sechs Quadratmeter große Einzelzellen des Hinterhauses eingesperrt und notfalls in „Ketten und Banden" gelegt. Johann Christian Senckenberg wusste von den menschenunwürdigen Bedingungen im „Tollhaus" und kritisierte, „daß man daselbst einen gesunden toll machen könnte, geschweige daß ein Toller da solte können gesund werden."[52] Der Doktorand hat das Dissertationsvorhaben zur Behandlung von Geisteskrankheiten leider nicht in die Tat umgesetzt, psychisch Kranke weckten aber zeitlebens Senckenbergs besonderes Interesse. Die eigenen psychischen Probleme und eine längere Abwesenheit von Frankfurt machten vorerst einen Strich durch Johann Christians Pläne für eine Dissertation.

Von Ende März bis Anfang Juli 1735 diente Senckenberg der Witwe des Wild- und Rheingrafen Carl von Dhaun als Leibarzt. Sein älterer Bruder Heinrich Christian, der sich um die rechtlichen Angelegenheiten der verwitweten Gräfin Louise kümmerte, hatte ihm die Stelle im Hunsrück verschafft. Da Senckenberg nur von der an einem schlecht heilenden Geschwür am Darmausgang laborierenden Gräfin regelmäßig in Anspruch genommen wurde und ihn die anderen Mitglieder der kleinen Hofgesellschaft nur sporadisch konsultierten, behandelte er auch noch die Kranken in den umliegenden Ortschaften. Offen gab sich Johann Christian Senckenberg am Hof als glühender Verehrer des radikalen Pietisten Dippel zu erkennen und wurde prompt in eine Intrige des orthodoxen Hofpredigers verstrickt. Die Senckenberg-Brüder konnten sich bald nicht mehr am Hof halten. Heinrich Christian trat daraufhin im Juli 1735 eine außerordentliche Professur an der Universität Göttingen an, und Johann Christian kehrte ins Elternhaus nach Frankfurt zurück. Zu Hause wurde der Studienabbrecher von der auf das Prestige ihres Sohnes erpichten Mutter, aber auch von ihm wohlgesonnenen Mitmenschen zur Promotion gedrängt. Johann Christian Senckenberg hatte jedoch eine eher selbstunsichere und leicht depressive Persönlichkeitsstruktur[53] und zögerte lange, bis er sich im Herbst 1735 für das Dissertationsthema „De Lilii Convallium ejusque inprimis Baccae viribus" (Über die Heilkraft der Beeren des Maiglöckchens) entschied. Die Ausarbeitung der Dissertation war von Konzentrationsproblemen und Versagensängsten Senckenbergs überschattet. „Mein Naturell ist leicht", so der von Selbstzweifeln geplagte Doktorand im Jahr 1736, „und da ich dessen Neigungen stets gefolgt bin und sie gewähren ließ, erdrückt mich jetzt die seelische Last, daß ich krank werde. Ich kann mir nicht helfen, lauter Extreme kommen auf. So bin ich ratlos bei meiner geringen Begabung und im Kopfe verwirrt. Ich muß mich mit meinem Naturell trösten, schnell bin ich in Verwirrung verfallen und konnte sie bisher nicht überwinden."[54] An anderer Stelle haderte Senckenberg mit seiner Unbeständigkeit: „Fange wohl an, ende aber Alles übel. Ich verlasse das Werk, wenn es mühevoll wird, und halte nicht aus bis ans Ende."[55]

Die von August bis Oktober 1736 durch einen längeren Aufenthalt im Siegerland unterbrochene Niederschrift der Doktorarbeit verlief dementsprechend schleppend und mündete im ersten Halbjahr 1737 in eine schwere seelische Krise. Ab April finden sich in Senckenbergs Tagebuch vermehrt Hinweise auf mit Verspannungen, Hautjucken, Pickeln und Pusteln einhergehende psychosomatische Störungen. Besorgt beobachtete der mit Senckenberg befreundete Kaufmann und Angehörige der wissenschaftlichen Gesellschaft, Albrecht Adolph Diesterweg, die in dem Doktoranden vorgehende Veränderung und lud ihn zur Kur nach Ems ein. Der gestresste Senckenberg verbrachte den ganzen Juni 1737 mit dem Ehepaar Diesterweg an der Lahn, nahm Heilbäder, unterzog sich einer Trinkkur mit bis zu sechs Litern Wasser am Tag und schöpfte bei ausgedehnten Spaziergängen neuen Mut. Kaum stand er wieder am heimischen Schreibpult in der Hasengasse, verfiel Johann Christian erneut in den alten Gemütszustand und klagte in seinem Tagebuch: „Ich falle wieder in meinen hypochondrischen Zustand, ich fliehe vor meiner Arbeit, ich habe keinen Geschmack für mein Handwerk, bin zu allem verdrossen."[56] An seinem seelischen Tiefpunkt angelangt dachte Senckenberg gar an Selbstmord, fasste dann aber mit Hilfe seines Gottvertrauens neuen Mut und brachte die Doktorarbeit zum Abschluss. Mit der Dissertation in der Tasche brach der Frankfurter Arztsohn am 9. August 1737 nach Göttingen auf, um an der im Jahr 1734 neu gegründeten Universität zum Doktor der Medizin promoviert zu werden.

Senckenberg wollte keine abgehobene Studie für die Schublade schreiben. Die Wahl des Themas „Über die Heilkraft der Beeren des Maiglöckchens" begründete er im Vorwort der Dissertation mit dem praktischen Nutzen für die Ärzte. In dem einzigen aus seiner Feder stammenden wissenschaftlichen Werk verwertete Johann Christian Senckenberg die Erfahrungen seines Vaters, der die Maiglöckchenbeeren schon früher mit Erfolg bei Epilepsie verschrieben hatte. Die Einleitung enthielt zudem ein Plädoyer für die vermehrte Anwendung einheimischer Heilpflanzen. In Übereinstimmung mit medizinischen Koryphäen wie Paracelsus oder Lorenz Heister vertrat Senckenberg die Auffassung, dass bei dem richtigen Gebrauch der heimischen Arzneipflanzen gut und gerne auf kostspielige Essenzen aus fernen Ländern und dubiose Geheimmittel der Quacksalber verzichtet werden könnte. Die studierten Ärzte sollten sich auch nicht zu schade für die Einbeziehung der Erfahrungsmedizin heilkundiger Frauen und einfacher Bauern sein. Von seinem Vetter und Inhaber der Mohren-Apotheke in Friedberg, Otto Rudolf Senckenberg, bezog der Doktorand die für seine Forschungen benötigten Beeren

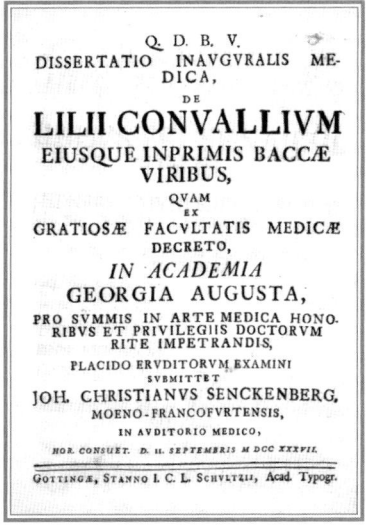

Titelblatt der Dissertation „Über die Heilkraft der Beeren des Maiglöckchens", Göttingen 1737.

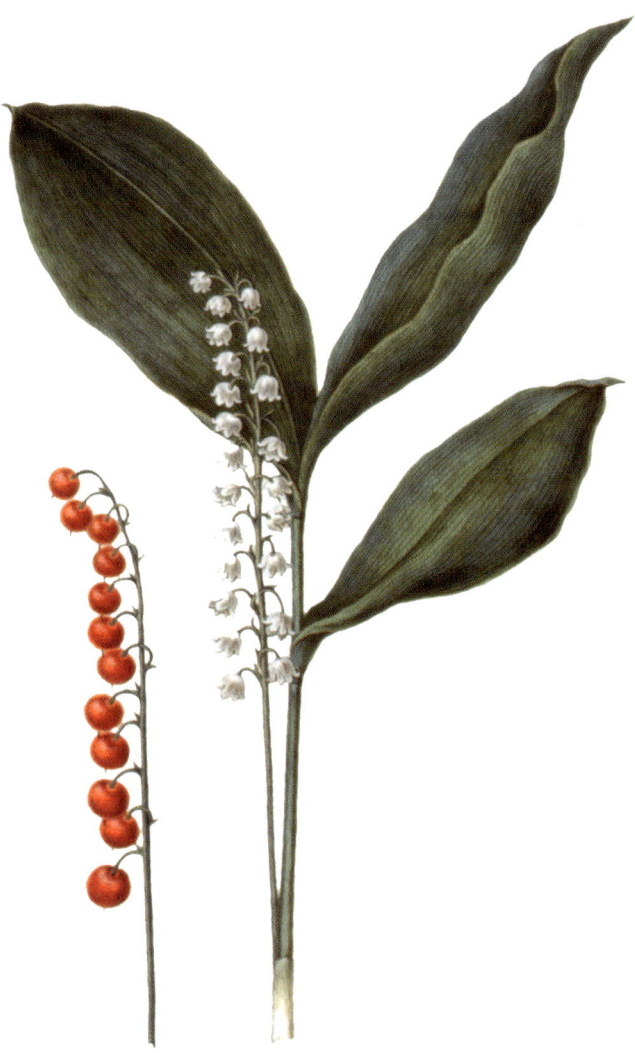

Maiglöckchen. Gemalt von Johann Heinrich Wicker nach einem
Exemplar aus dem medizinischen Garten der „Dr. Senckenbergischen
Stiftung", um 1775.

des Maiglöckchens, wobei es gelegentlich zu Engpässen kam, da viele „Maiblumen" schon während der Blüte gepflückt wurden.

Im Druck vierzig Seiten stark gliederte sich die Doktorarbeit in drei Teile. Das erste Kapitel ist der botanischen Darstellung des im Fachjargon „Convallaria majalis" (In Talniederungen vorkommende Maiblume) genannten Maiglöckchens gewidmet. Detailliert beschreibt Senckenberg das eine Wuchshöhe von bis zu 25 Zentimetern erreichende Liliengewächs mit Blüte im späten Frühling. Im Mai hängen an einer Rispe mehrere weiße, stark duftende, glockenförmige Blüten, aus denen sich im Laufe des Sommers rote runde Beeren entwickeln. Das Maiglöckchen bevorzugt schattige, feuchte Standorte in lichten Laub- und Mischwäldern. In seiner Flora von Frankfurt erwähnte Senckenberg zwei Gegenden mit besonders hohem Vorkommen an Maiglöckchen: den „neuen Teich" im Stadtwald und ein Waldstück hinter der Offenbacher Waldwiese in Richtung Heusenstamm. Der zweite Teil der Dissertation umfasst die pharmakologischen Eigenschaften der „Lilie der Täler", die Senckenberg nach den damals vorhandenen Möglichkeiten analysierte. Demnach schmeckten frische Blüten und der Samen bitter, den Geruch empfand der Doktorand angenehm bis betäubend. Die Beeren waren im frischen Zustand geruchlos und entwickelten erst als Pulver einen eigenen Duft. Über die Bitterstoffe des Maiglöckchens stellte der wissbegierige Senckenberg verschiedene Versuche an und fand dabei heraus, dass sie durch Säuren zerstört und durch Salze konserviert wurden.

Mit seinem wissenschaftlichen Kredo „Usum rerum experientia formavit"[57] (Den Nutzen hat die praktische Erfahrung geschaffen) begann Johann Christian Senckenberg den dritten Abschnitt der Doktorarbeit zum Gebrauch des Maiglöckchens in der Heilkunde. Der Doktorand stützte sich bei der Abfassung der Dissertation nicht nur auf die eigenen Beobachtungen, sondern auch auf die einschlägige Fachliteratur, darunter die Werke von Caspar Bauhin, Hermann Boerhaave und Albrecht von Haller. Die Verwendung von Maiglöckchenblüten oder -beeren machte keinen großen Unterschied, außer dass die bislang nur von wenigen Ärzten berücksichtigten Früchte stärker wirkten. Die „Convallaria majalis" wurde als Pulver, Pille, Teeaufguss oder alkoholische Essenz verabreicht und war nach Senckenberg bei Epilepsie oder sonstigen Krampfzuständen, aber auch bei fiebrigen Erkrankungen angezeigt. Von der heutigen Anwendung des Glycoside vom Typ Cardenolid enthaltenden Maiglöckchens bei Funktionsschwächen oder einem Versagen des Herzens konnte Johann Christian Senckenberg Anfang des 18. Jahrhunderts noch nichts wissen. Senckenbergs Dissertation „Über die Heilkraft der Beeren des Maiglöckchens" fand viel Beifall und bildete, wie in einer 1737 veröffentlichten Rezension der „Hamburger Berichte von gelehrten Sachen" zu lesen war, „eine ganz und gar practische Schrift, die sehr nützlich ist."[58]

Der Kandidat der Medizin, Johann Christian Senckenberg, traf am 12. August 1737 in Göttingen ein, wo ihn schon sein älterer Bruder Heinrich Christian sehnlichst erwartete. Der Professor der Rechtswissenschaft nahm den jüngeren Bruder auf und sorgte dafür, dass er an der Universität überall offene Türen vorfand. Von Examensängsten geplagt gab Senckenberg der Doktorarbeit noch einmal den letzten Schliff und reichte sie schließlich am 19. August 1737 bei der Medizinischen Fakultät

ein. Der Dekan und Medizinprofessor Richter erkannte
Senckenbergs Dissertation an und ermutigte ihn, sich zu den
mündlichen Prüfungen anzumelden. Mit der Nummer 751 fin-
det sich in den Matrikeln der Göttinger Universität unter dem
Datum des 26. August 1737 der Eintrag: „Johannes Christianus
Senckenberg, Moeno-Francofurtensis, Med. C."[59] Am Tag der
Einschreibung fand zugleich Senckenbergs Rigorosum statt.
Gemeinsam mit einem Kommilitonen aus Braunschweig wurde
der Kandidat der Medizin in das Wohnhaus des Dekans gela-
den und von den drei Professoren Haller, Richter und Segner
auf „Herz und Nieren" geprüft. Auf die Eingangsfrage nach der
Einteilung der Medizin holte Senckenberg zu einem kleineren
Vortrag aus, in dem er für eine Zweiteilung der Wissenschaft
vom gesunden und kranken Organismus des Menschen, und
zwar in die Verhütung und in die Behandlung von Krankheiten, eintrat. Der Examenskandidat betonte die Bedeutung der
vorbeugenden Gesundheitspflege, da die ärztliche Kunst in vielen Fällen noch versage. Für die Behandlung der Kranken
benötigte der Arzt ein umfassendes Wissen. Ausgehend von
einer profunden Kenntnis des gesunden Menschen habe der
Mediziner mit der Diagnose von Krankheiten, den Behand-
lungsmöglichkeiten, den Arzneimitteln und der Chirurgie vertraut zu sein. Nachdem Senckenberg geendet hatte, wurden die
beiden Kandidaten von den Prüfern eingehend über einzelne
Krankheitsvorgänge, Heilpflanzenkunde, Chemie und Chirurgie befragt, so dass sich der Examensmarathon erst nach drei
Stunden dem Ende entgegen neigte. Die Professoren zogen sich
in ein Nebenzimmer zurück, um den beiden Prüflingen nach
kurzer Beratung mitzuteilen, dass sie das Rigorosum erfolgreich
bestanden hatten. Als Termin für die öffentliche Disputation
über die von Senckenberg eingereichte und von der Fakultät

bereits angenommene Doktorarbeit zur Heilkraft des Maiglöckchens bestimmte der Dekan den 4. September 1737. Im
Anschluss an die Disputation sollte der Doktor in spe, wie es
der Brauch wollte, noch einmal das Wort ergreifen und eine
akademische Rede in lateinischer Sprache über ein frei gewähl-
tes Thema halten. Senckenberg entschied sich für „De pietate
medici" (Über die Frömmigkeit des Arztes).

In der Wohnung des Dekans bekämpfte Senckenberg am 4.
September 1737 noch rasch sein vor der Disputation aufkei-
mendes Lampenfieber mit Palmsekt und Konfekt, dann bestie-
gen Professor Richter und er die Kutsche zur Universität.
Nachdem Senckenberg seine Dissertation im öffentlichen
Streitgespräch mit Bravour verteidigt hatte, trat der 30-jährige
ziemlich gefasst ans Rednerpult, um ein „wundervolles
Bekenntnis von seiner ethischen Auffassung des Arztberu-
fes"[60] abzulegen. Für Senckenberg konnte nur ein frommer
Arzt auch ein guter Arzt sein. Durch den Sündenfall habe der
nach dem Ebenbild Gottes geschaffene Mensch seine Vollkommenheit verloren und Krankheiten bekommen. Aus
Barmherzigkeit gewährte Gott den Kranken Hilfe in Person
der Ärzte, die aber aufgrund ihrer göttlichen Sendung fromme
und bescheidene Leute sein müssten. „Der kluge Arzt", so
Senckenberg, „erkennt, daß er nicht Meister der Natur ist,
sondern sie nur so weit beherrscht, wie Gott es ihm gestat-
tet."[61] Die Frömmigkeit bildete die Grundlage für die innere
Ausgeglichenheit und das Seelenheil des Arztes. In der
Öffentlichkeit sollten Mediziner Zurückhaltung an den Tag
legen: „In seiner äußeren Haltung nicht zu elegant, nicht
nachlässig, allen gegenüber freundlich, verhält er sich so, dass
sein Haus, seine Kleidung, seine Worte und all sein Handeln

ihn als einen Mann erkennen lassen, der ordentlich ist, dem Geistigen und Himmlischen, nicht dem Irdischen ergeben, mit wenigem zufrieden, heiter, nüchtern und dafür entflammt, allen heilsame Dienste zu erweisen."[62]

Im letzten Abschnitt der halbstündigen Rede, der über die Frömmigkeit des Arztes im Umgang mit seinen Mitmenschen handelte, unterschied Senckenberg das Verhalten gegenüber Patienten und Kollegen. Bei Krankenbesuchen erwartete Senckenberg von den Medizinern ein geduldiges und würdevolles Auftreten, denn nur so könne zwischen Arzt und Patient das für den Heilungsprozess so eminent wichtige Vertrauensverhältnis entstehen. „Was ist die Heilkunde anderes", so Senckenberg über sein hochgestecktes Berufsethos, „als ein täglicher Dienst der Liebe, Güte und Gerechtigkeit, um das Wohl der Leidenden zu fördern?"[63] Während der Arzt den Gesundheitszustand reicher und mächtiger Patienten nicht aus Gewinnsucht beschönigen sollte, hatte er arme Kranke um einen Gotteslohn zu behandeln. Unter Kollegen habe der fromme Arzt mit Missgunst und Konkurrenzneid zu rechnen. Gleichwohl appellierte Senckenberg an die Mediziner, mit ihrem Spezialwissen nicht hinter dem Berg zu halten und untereinander zum Besten der Kranken einen Erfahrungsaustausch anzustreben. Der fromme Arzt mache mit den Quacksalbern keine gemeinsame Sache und trachte nicht nach Geld und Ruhm – er diene durch die Ausübung seines Berufs Gott und helfe seinen Nächsten. Johann Christian Senckenberg beendete die unbequeme Rede mit der Warnung: „Quisquis ergo secus faxit, Deus vindex erit!"[64] (Wer auch immer es also anders macht, den wird Gott bestrafen!). Mit „De pietate medici" hatte Senckenberg ein Lebensprogramm aufgestellt, an dem er sein eigenes Handeln als Arzt ausrichtete. Das Ende der strapaziösen Prüfungsphase wurde standesgemäß gefeiert. Direkt nach der Disputation bewirtete Senckenberg die Professoren und Teilnehmer des Streitgesprächs bei einem Doktorschmaus, am Abend traf er sich mit den in Göttingen eingeschriebenen Studenten aus Frankfurt und einigen anderen Kommilitonen zu einer feuchtfröhlichen „Doktorkneipe". Laut Tagebuch „wurden alle trunken et ego quoque"[65] (= und ich auch), so dass Johann Christian am nächsten Morgen mit einem schweren Kater erwachte.

Der 18. September 1737 war ein großer Tag für Johann Christian Senckenberg. Länger als ein Jahrzehnt hatte der Arztsohn auf die Promotion zum Doktor der Medizin hingearbeitet, jetzt war er endlich am Ziel. Im Rahmen einer Inaugurationsfeier wurde Senckenberg und drei weiteren Kandidaten die Doktorwürde verliehen. Nachdem der Dekan der Medizinischen Fakultät das Wort an die Festgesellschaft gerichtet hatte, rief er Senckenberg nach vorne, um ihm den Eid abzunehmen, den Doktorhut aufzusetzen, den Doktorring an den kleinen Finger der rechten Hand zu stecken und brüderlich zu küssen. Der Frankfurter Bürgersohn ist der erste Mediziner gewesen, der an der noch jungen Georgia Augusta zum Doktor promoviert wurde. Beim anschließenden Festbankett im Göttinger Rathaus sorgte Senckenberg für einen kleinen Eklat, weil er der Feier unentschuldigt fern blieb. Der eher introvertierte und menschenscheue Doktor hatte sich, als ihm der Rummel zu viel wurde, nach Hause zurückgezogen, dort allein gespeist und danach einen einsamen Spaziergang gemacht. Der im öffentlichen Leben stehende Heinrich Christian Senckenberg war über das Verhalten seines jüngeren Bruders verärgert, die

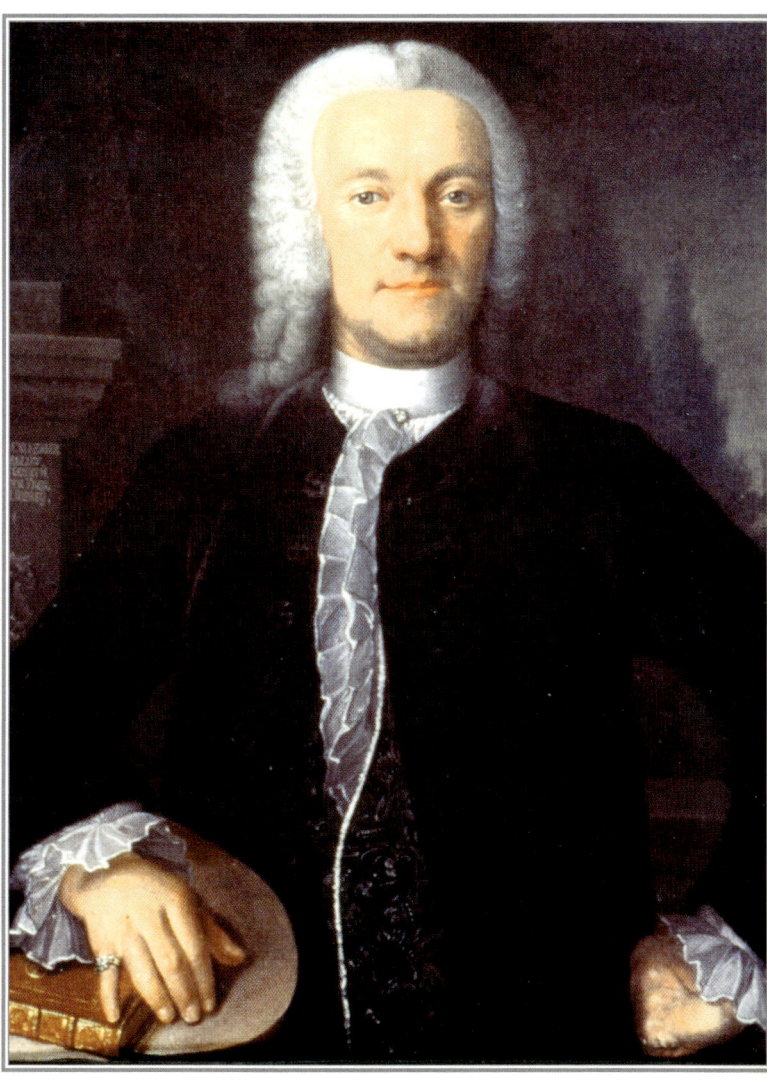

Johann Christian Senckenberg mit dem Doktorring am kleinen Finger der rechten Hand. Gemälde von Friedrich Ludwig Hauck, 1748.

Riege der Professoren reagierte pikiert. Die Verstimmung über den jungen Senckenberg hielt jedoch nicht lange an, so dass der frisch gebackene Doktor der Medizin weitere vier Wochen als Gast seines Bruders in Göttingen blieb. In dieser Zeit freundete sich Johann Christian Senckenberg mit einem seiner Prüfer an, dem mit ihm fast gleichaltrigen Professor für Medizin und Botanik Albrecht Haller.

Der 1749 in den Adelsstand erhobene Haller hatte in Tübingen und Leiden unter anderem bei dem berühmten Kliniker Hermann Boerhaave Medizin und Botanik studiert und sich danach in seiner Geburtsstadt Bern als Arzt niedergelassen. Von 1736 bis 1753 lehrte Haller in Göttingen, wo er den botanischen Garten und das anatomische Institut gründete. Albrecht von Haller wurde zu einer der bedeutendsten Persönlichkeiten der medizinischen Wissenschaft im 18. Jahrhundert, indem es ihm zum Beispiel gelang, den Unterschied zwischen Nervenimpulsen und Muskelkontraktionen nachzuweisen. Senckenberg und Haller verbanden ähnliche wissenschaftliche Interessen. So führte Haller seinen Begleiter auf gemeinsamen Exkursionen in die ihm bislang unbekannte Welt der Pilze ein, während Senckenberg den kurzsichtigen Professor auf versteckte Kleinstpflanzen hinwies. Nachdem sich ihre Wege im Oktober 1737 getrennt hatten, hielten sie weiter Briefkontakt. Haller besuchte Senckenberg 1739 in Frankfurt. Vergeblich bemühte sich im Herbst 1737 Heinrich Christian Senckenberg, seinen Bruder zur Niederlassung in Göttingen zu überreden. Johann Christian Senckenberg zog es wieder in seine Heimatstadt. Als Kandidat der Medizin war Senckenberg im August 1737 in Göttingen eingetroffen, als Doktor kehrte er im Oktober 1737 nach Frankfurt zurück.[66]

„Mein Lehrbuch ist der Patient selbst" Ein gefragter Arzt und Ehemann

Stolz legte Johann Christian Senckenberg im Dezember 1737 dem Sanitätsamt ein gedrucktes Exemplar seiner Dissertation sowie das Doktordiplom vor und wurde offiziell in die Frankfurter Ärzteschaft aufgenommen. Senckenbergs Praxis befand sich im Elternhaus „Zu den drei kleinen Hasen", das er bis 1740 mit seiner Mutter und seinem jüngsten Bruder Johann Erasmus bewohnte. Die Praxis ging gut, denn der Medicus war ein gefragter Arzt und behandelte täglich mehr als zwanzig Patienten. Der fromme Arzt half den Kranken ohne Unterschied der Herkunft. „Arme und Reiche bediente er", erinnerte sich Renatus von Senckenberg in der Lebensbeschreibung seines Onkels, „ohne einigen Unterschied, es müste dann der gewesen sein, daß er ersteren manchmahl noch die Arzneien darzu machen ließ, oder sie mit einer guten Suppe erquikte."67 In der umfangreichen Patientenkartei Senckenbergs fanden sich neben einfachen Handwerkern zahlreiche Vertreter aus den ersten Kreisen der Reichsstadt. Mitglieder der Familien Bethmann, Fleischbein, Günderrode oder Holzhausen vertrauten auf die ärztliche Kunst des promovierten Bürgersohns. Senckenberg war über die Stadtgrenzen hinaus bekannt und wurde häufig von auswärtigen Kranken um Hilfe gebeten, woraufhin er schriftliche „Consilia medica" (medizinische Ratschläge) erteilte. Als 1743 seine Lieblingstochter Theresia Benedicta schwer

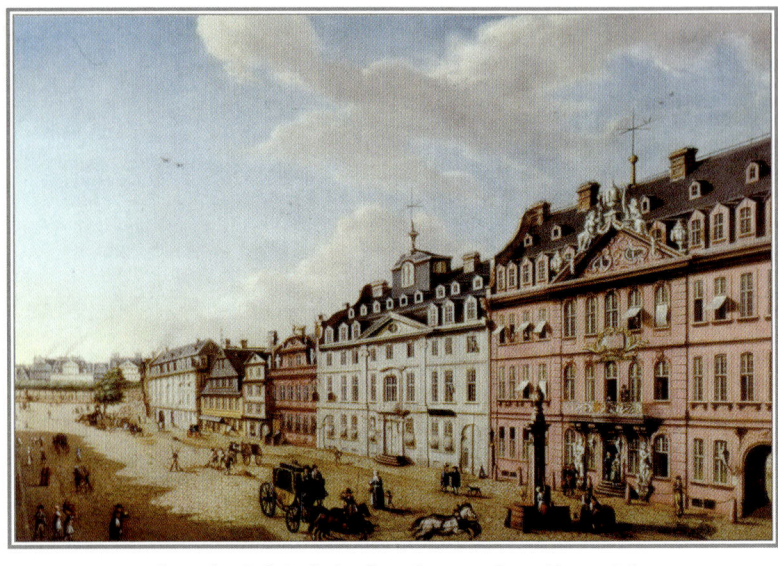

Die Nordseite der Zeil. Lichtdruck nach einem Gemälde von Johann Ludwig Ernst Morgenstern, 1792.

erkrankte, ließ Kaiser Karl VII., der von 1742 bis 1745 im Barckhausschen Palais auf der Zeil residierte, auch nach Johann Christian Senckenberg rufen. Unter den behandelnden Medizinern hatte nur der aufrechte Arzt den Mut, die niederschmetternde Diagnose auf Pocken offen auszusprechen, was ihm Karl VII. letzten Endes hoch anrechnete. Die 18-jährige Theresia war dem Tod geweiht und starb kurze Zeit später. Johann Wolfgang von Goethes Großmutter väterlicherseits, Cornelia Goethe, zählte zu Senckenbergs Stammpatienten bis sie 1754 hoch betagt das Zeitliche segnete. Über das Ende von Goethes Großmama schrieb Senckenberg in seinem Tagebuch: „Dienstag den 26. März 1754 starb plötzlich beim Schlafengehen Frau Goethe, 86 Jahre alt, die Mutter des kaiserli-

chen Rates und Schwiegersohnes des Schultheißen Textor,
indem sie aus Marasmus zu leben aufhörte. Hatte etliche
Wochen viel Schläfrigkeit, glaubte, ihr Schnupfen und
Husten komme, der gewöhnlich zu Frühlingszeiten war. Sie
geht schlafen, schnell hört sie auf zu sprechen, und als man auf
sie blickt, war sie schon ohne Bewegung und ohne Laut. Sie
lebte sanft, und so starb sie ruhig."68

In der Praxis bekam für Senckenberg das Erfahrungswissen
gegenüber den Bücherweisheiten immer mehr Gewicht. Der
Medicus handelte getreu der Devise: „Mein Lehrbuch ist der
Patient selbst."[69] Nur auf der Basis einer genauen Kenntnis der
Natur und des gesunden menschlichen Körpers könne der
Arzt anhand der am Patienten gemachten Beobachtungen die
Symptome einer Krankheit richtig deuten. Aus den am Krankenbett gesammelten Informationen und mit Rücksicht auf
die Konstitution des Patienten ließ sich dann ein individueller
Heilplan aufstellen. Mit den Jahren kam Senckenberg zu der
festen Überzeugung, dass der Arzt nicht der Meister, sondern
der Diener der Natur ist. Aus dieser Erkenntnis heraus
schränkte er die Verordnung von Medikamenten weitestgehend ein und vertraute lieber auf diätetische und physikalische Heilmittel. „Die Aerzte müssen", forderte Senckenberg
im Jahr 1763, „im eigenen Interesse ihre Kranken durch eine
zweckmäßige Diät wieder herstellen, nicht aber an ihnen die
Apotheker reich machen. Medikamente werden für eine Not-
lage, nicht aber zum Spaß und Affenspiel oder Spitzbubenreb-
bes gemacht. Ich verzichte deshalb, sobald wie angängig, auf
Arzeneien und lasse den Genesungsvorgang der Natur und der
Mäßigkeit des Patienten."[70] Die Grundvoraussetzung für eine
erfolgreiche Therapie war nach Senckenberg eine geänderte

Lebensweise des Kranken. Der Arzt hatte am eigenen Leib erfahren, dass sein körperliches Wohlbefinden durch die Vermeidung schwerer Speisen und den Verzicht auf Alkohol gepaart mit viel Bewegung deutlich gestiegen war. Seinen Patienten empfahl Senckenberg neben ausgedehnten Spaziergängen die Umstellung der Ernährung auf Milch- und Pflanzenprodukte sowie reichliches Trinken von Wasser beziehungsweise Mineralwasser.

Der Medicus gehörte zu den Verfechtern der Heilkraft von Mineralwässern. Im 18. Jahrhundert florierte in den Badeorten der Handel mit Mineralwasser, das in mit Wachs, Pergament oder Tierblasen verschlossenen Irdenkrügen abgefüllt möglichst quellfrisch zu den Abnehmern transportiert wurde. Die Gebrüder Engel sollen in der Reichsstadt Frankfurt zeitweise mehr als 10.000 Krüge Emser und Fachinger Wasser zwischengelagert haben. Für die 1752 von dem Frankfurter Arzt Johann Philipp Burggrave im Auftrag des Fachinger Mineralbrunnens erstellte Schrift „Bedencken von dem Gehalt und den Kräften des Fachinger Sauer-Wassers" verfasste Senckenberg als Koautor ein Gutachten.[71] Unter den von Senckenberg nachgelassenen medizinischen Papieren befindet sich auch die Anleitung eines Londoner Arztes für eine Hafer-Kur. Laut Rezeptur waren in einem mit gut zwanzig Liter Wasser gefüllten Tonkrug eineinhalb Pfund Hafer und kleingeschnittener Chicorée zur Hälfte einzukochen, die verbliebene Flüssigkeit durch ein Tuch zu filtern und unter der Zugabe von etwas Salis Prunella und Zucker erneut aufzukochen. Während der zweiwöchigen Kur sollten Patienten täglich morgens und abends zwei Gläser des Hafer-Trunks zu sich nehmen und schon bald eine blutreinigende, harntreibende und schleimlösende Wirkung verspüren. „Dieser Tranck", so die vollmundige Ankündigung des Engländers, „erneuert den Menschen in allen inn- und äuserlichen Gliedern, gleich als ob er neu gebohren wäre."[72] Die Hafer-Kur entsprach einer der üblichen Behandlungsstrategien jener Zeit, die auf das Purgieren, Ausräumen und Reinigen des erkrankten Körpers abzielte. Senckenberg verordnete Purgiermittel nur von Fall zu Fall und schwor stattdessen auf den Aderlass als Universalmittel, das er sowohl vorbeugend als auch therapeutisch anwendete. Prophylaktisch ließ sich der Medicus selbst mindestens dreimal im Jahr von einem Chirurgen Blut abnehmen, was stets sein Wohlbefinden befördert haben soll.

Dass er als Leibarzt des Landgrafen von Homburg bei der Behandlung nahezu aller Krankheiten blindlings auf das Klistieren, also auf die Einbringung von Flüssigkeit in den Dickdarm zur Beförderung der Stuhlentleerung, vertraut hatte, kostete 1739 Johann Kämpf den Posten. Der mit den Separatisten sympathisierende Kämpf vermutete in Stuhlverstopfungen die Hauptursache von Krankheiten. Mit der absurden Behauptung, er könne mit Klistieren Verstorbene bis zu sechs Stunden, nachdem der Tod eingetreten war, zum Leben wieder erwecken, verspielte Kämpf auch noch den letzten Rest an Glaubwürdigkeit. Johann Christian Senckenberg hatte Kämpf als Scharlatan bezeichnet und wurde zu dessen Nachfolger als Leibarzt des Landgrafen Friedrich III. Jakob von Hessen-Homburg berufen. In seiner neuen Funktion als Leibarzt musste Senckenberg von September bis Dezember 1739 den zum Gouverneur der Festung und der Stadt Tournai ernannten Landgrafen nach Flandern begleiten. Das eintönige Garnisonsleben verleitete den Leibarzt entgegen aller Gewohnheit zur Völlerei und zu unvorsichtigen Äußerungen: „Bier und Wein", so Senckenberg selbstkritisch, „machte meine Humores dick und hitzig und ich ward daher etwas freyer alß der Hoff litte."[73] Wie schon am Hof zu Dhaun brachte sich der Reichsstädter durch sein undiplomatisches Verhalten in Teufels Küche. Der Separatist zerstritt sich mit dem homburgischen Hofprediger und Pietisten Jakob Hartmann Rexrath über Glaubensfragen, woraufhin der Geistliche gegen Senckenberg zu intrigieren begann. Das Ränkespiel stürzte den Leibarzt in eine psychische Krise, so dass er zermürbt seinen Abschied einreichte und am 21. Dezember 1739 aus Tournai abreiste. Anfang 1740 war Senckenberg wieder in Frankfurt, das er bis zu seinem Lebensende nur noch kurzzeitig für Patientenbesuche verließ. Im Elternhaus „Zu den drei kleinen Hasen" hatte Senckenberg seine schwer kranke Mutter vorgefunden, die nach langem Leiden am 1. Mai 1740 für immer die Augen schloss.

Der bekennende Frankfurter Johann Christian Senckenberg hat sich dreimal porträtieren lassen. Auf dem 1748 von dem nur mittelmäßig talentierten Porträtmaler Friedrich Ludwig Hauck angefertigten Ölbild fand sich der Auftraggeber Senckenberg nicht gut getroffen. Zumal auch sein Bruder Heinrich Christian, dem er eine Kopie des Gemäldes nach Wien geschickt hatte, kritisch anmerkte, „es gleiche nicht völlig."[74] Als hätte er eine Vorahnung gehabt, ließ Johann Christian 1771/72 kurz vor dem Unglückssturz sein Konterfei von dem Hanauer Hofmaler Anton Wilhelm Tischbein auf zwei Ölgemälden für die Nachwelt festhalten. Obwohl Senckenberg im Januar 1771, als er Tischbein Modell saß, unter einer

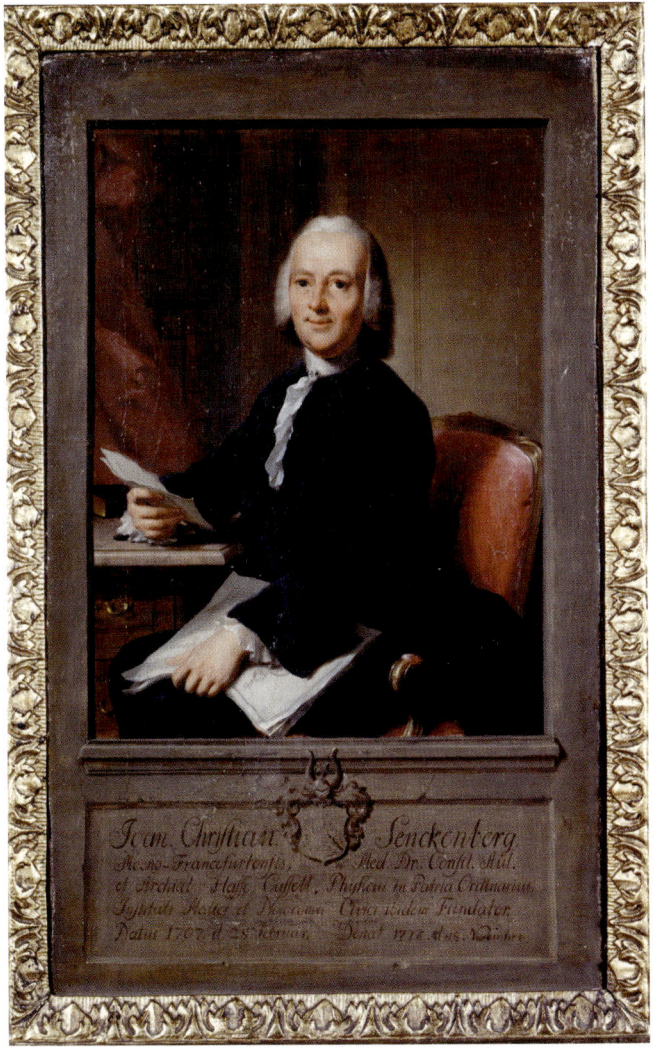

Johann Christian Senckenberg mit dem „Sommergesicht". Gemälde von Anton Wilhelm Tischbein, 1772.

starken Erkältung litt, fand die Sitzung in gelöster Stimmung statt, so dass der Künstler erklärte: „Er wolle eine muntere Mine nehmen."[75] Tischbein malte den Arzt in Halbfigur, mit gepuderter Perücke, schwarzer Jacke und weißer, von einer diamantbesetzten Brosche zusammengehaltener Halsbinde. In der Rechten hält der Porträtierte eine Bauzeichnung, die Linke ruht auf der Heiligen Schrift. Als Hintergrund wählte der Hofmaler die von Senckenberg gestiftete Anatomie und das Bürgerhospital mit dem Uhrtürmchen. Das Bild stellte den Auftraggeber trotz des ansprechenden Gesamteindrucks erneut nicht völlig zufrieden, denn der Künstler, so Senckenbergs Kritik, „schmeichelte mich, so ich nicht wollte."[76] Im Juli 1772 realisierte Tischbein ein zweites Senckenberg-Porträt in einem kleineren Format als Vorlage für einen geplanten Kupferstich des Stifters. Das nur 34 mal 21 Zentimeter große Ölgemälde zeigt den Arzt in sitzender Positur und fand endlich dessen uneingeschränkte Zustimmung: „Das von 1771", so Senckenberg, „ist das Wintergesicht, das von 1772 das Sommergesicht, und dieses ist munterer."[77] Mit der Ausarbeitung des Kupferstichs hatte Senckenberg bereits Johann Heinrich Wicker beauftragt, als der tödliche Unfall des Auftraggebers das Vorhaben vereitelte. Ein Ende 1772 von Wicker nach der Erinnerung und nach der Totenmaske posthum gezeichnetes Brustbild im Profil gilt als eine der zutreffendsten Darstellungen von Johann Christian Senckenbergs Aussehen.

Über den Typ Mensch, den Senckenberg verkörperte, enthält die von seinem Neffen Renatus um 1773 verfasste „Nachricht von dem Leben und Charakter D. Johann Christian Senkenbergs" Hinweise aus erster Hand. Der 1751 in Wien geborene Sohn Heinrich Christian von Senckenbergs hatte 1771 ein in

Göttingen begonnenes Studium der Rechtswissenschaften in Straßburg fortgesetzt und 1772 eine Stelle als Rechtspraktikant am Reichskammergericht in Wetzlar angetreten. 1771/72 besuchte Renatus von Senckenberg, immer wenn er in der Nähe war, seinen Onkel in Frankfurt und lernte ihn dabei besser kennen: „Seiner Leibes- und Gemüthsbeschaffenheit nach, war er klein von Statur, doch untersetzt, gesund von Körper, feurig von Augen, und in allem seinem Thun überaus lebhaft. Noch wenige Wochen vor seinem Tode, als ich ihn das letzte mal besuchte, ging er mit mir, nachdem er schon bei einer Menge Kranken in der ganzen Stadt herum gewesen war, noch gegen Abend mit so schnellen Schritten und recht jugendlicher Kraft spazieren, daß ich ein und zwanzigjähriger Jüngling auch alleine nicht geschwinder als mein 66jähriger Begleiter zu gehen verlangt haben würde. An eben gedachtem Besuch der Kranken ließ er sich durch nichts abhalten, es mochte Essens- oder Schlafens-Zeit sein, wann er gerufen ward."[78] Senckenbergs Agilität war offenbar derart markant, dass sie selbst Johann Wolfgang von Goethe in seinem 1811 verfassten zweiten Buch des autobiographischen Werks „Aus meinem Leben. Dichtung und Wahrheit" für erwähnenswert hielt: „Er [= Johann Christian Senckenberg, T. B.] war immer sehr nett gekleidet, und man sah ihn nie anders auf der Straße als in Schuh und Strümpfen und einer wohlgepuderten Lockenperücke, den Hut unterm Arm. Er ging schnell, doch mit einem seltsamen Schwanken vor sich hin, so dass er bald auf dieser bald auf jener Seite der Straße sich befand, und im Gehen ein Zickzack bildete."[79]

Ob der eigenartige Gehstil von dem rechtsseitigen Leistenbruch Senckenbergs herrührte, ist aus heutiger Sicht nicht mehr zu beantworten. Der Arzt hatte die Probleme in der Leistengegend lange Zeit gar nicht als Hernie erkannt, bis er die richtige Selbstdiagnose stellte. Wohlweislich verzichtete Senckenberg auf die damals zwar schon mögliche, aber nicht ungefährliche Operation des Bruchs und behalf sich zeit seines Lebens mit einer auf die Einhaltung einer Diät und auf das Tragen von Bruchbändern gestützten konservativen Therapie. So bestellte Johann Christian im Herbst 1758 bei einem gewissen Schlosser zwei maßgearbeitete Bruchbänder und in der Ausgabe der „Franckfurter Frag- und Anzeigungs-Nachrichten" vom 10. August 1762 markierte er eigenhändig eine Annonce von Maximilian Schulz, der im Eckhaus Tönges- und Graubengasse unter anderem mit Bruchbändern handelte. Der Werbetext offerierte: „Allerley commode Bruchbaender vor beyderley Geschlecht, Kinder und erwachsene Personen, in welchen Baendern sie ihre Arbeit ohne Schmerzen und Gefahr verrichten, gehen und reiten koennen."[80] Von dem Bruchleiden und einer schweren fiebrigen Erkrankung im Herbst 1765, bei der es sich um eine Lungenentzündung gehandelt haben könnte, abgesehen, besaß Senckenberg offenbar eine „Pferdenatur". Bis zu seinem Unfalltod war der Asket kerngesund, was sein Neffe Renatus auf die Essgewohnheiten des Onkels zurückführte. Senckenberg ging seinen Patienten mit gutem Beispiel voran, nahm nur kleine Mahlzeiten zu sich, trank sehr viel Wasser und genehmigte sich höchstens zu ganz besonderen Anlässen ein Glas Wein.

Der ernste Wohltäter Senckenberg konnte gelegentlich ein humorvoller Gesprächspartner sein: „Im Umgang", erinnerte sich Renatus, „war er sehr munter, voller Anekdoten, und manchmahl recht wiziger Einfälle, dabei auch offt stachelicht,

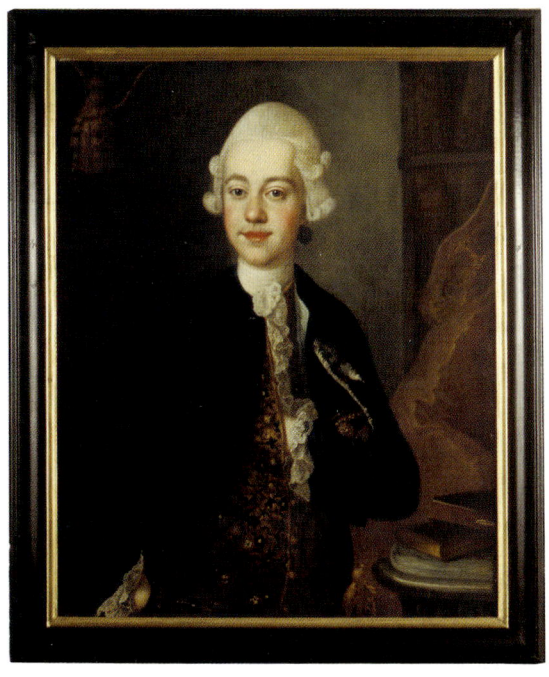

Der Neffe Renatus Leopold Christian von Senckenberg
(1751 – 1800). Gemälde von Johann Michael Millitz, 1767.

immer aber für den der von ihm lernen wollte, sehr lehrreich.
Lezteres zu sein ward ihm dadurch leicht, weil er würklich
einer der gelehrtesten Männer seiner Zeit war, wenn er schon
in seinem ganzen Leben mehr durch Thaten als durch Schriften zu würcken sich bestrebte."[81] Senckenberg besaß eine
schnelle Auffassungsgabe und ein gutes Gedächtnis. Latein
beherrschte er wie seine Muttersprache und auch des Griechischen war er mächtig. Als Frankfurter Bürger interessierte sich
Senckenberg stets auch für das, was um ihn herum geschah.
Regelmäßig las der Arzt mehrere gelehrte Zeitungen und blät-

terte die „Franckfurter Frag- und Anzeigungs-Nachrichten"
nach Angeboten durch. Den Senckenbergs hat es an nichts
gefehlt, nur nach dem großen „Christenbrand" im Jahr 1719
musste sich die Familie während des Wiederaufbaus des abgebrannten Hauses „Zu den drei kleinen Hasen" vorübergehend
einschränken. Neben den erklecklichen Einnahmen aus seiner ärztlichen Praxis bildeten der elterliche Erbteil und die
Nachlässe der ersten beiden Ehefrauen den Grundstock für
Senckenbergs späteres Vermögen. Der Arzt hielt sein Geld
zusammen und lebte vergleichsweise bescheiden mit zwei
Dienstmägden im 1743 bei der Erbteilung der drei Senckenberg-Brüder aus der elterlichen Erbmasse übernommenen
Wohnhaus in der Hasengasse. Das dortige Erdgeschoss wurde
als Arbeits- und Wohnbereich genutzt, in den oberen Stockwerken waren vor allem die umfangreiche Bibliothek und die
Sammlungen untergebracht. Nach den seit 1743 geführten
Haushaltungsbüchern zu schließen, beliefen sich Senckenbergs
Lebenshaltungskosten auf 1.000 bis 1.300 Gulden pro Jahr,
wobei zum Beispiel der Jahreslohn der Köchin mit 15 Gulden
oder ein Paar neue Schuhe mit zwei Gulden zu Buche schlugen.
Der sparsame Senckenberg bildete Jahr für Jahr Rücklagen und
verfügte 1763 über ein Stiftungskapital von 100.000 Gulden.

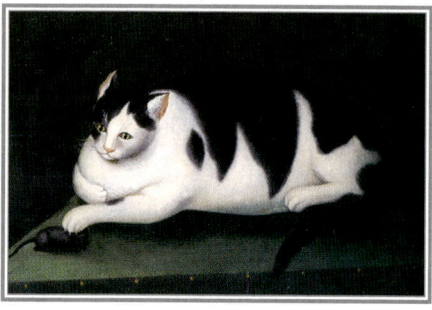

Der Kater
Johann Christian
Senckenbergs.
Gemälde von
Johann Benjamin
Ehrenreich, 1751.

Nur selten hatte der Arzt, dem größere Gesellschaften und
Feierlichkeiten ein Graus waren, Gäste zu bewirten. Häufiger
traf sich der Einzelgänger nur mit den befreundeten Familien
Behagel und Diesterweg sowie mit dem Kunstsammler und
Philanthropen Heinrich Jakob Freiherr von Häckel und dessen Schwager Rhost von Eisenhart. Im kleinen Kreis setzte
sich Senckenberg gern an sein Klavier, um ein Musikstück zum
Besten zu geben. Der Klavierunterricht nehmende Mediziner
maß der Musik eine positive Wirkung auf Heilungsprozesse
bei: „Musica magnorum est dulce solamen morborum"[82]
(Musik ist in schwerer Krankheit ein angenehmer Trost). Der
Musikliebhaber war zugleich ein großer Tierfreund, der in seinem Wohnhaus Singvögel und einen Kater hielt. Trotz des
täglichen Umgangs mit den Patienten war Senckenberg inner-
lich einsam. Nur drei Menschen hat er sich in seinem Leben
ganz anvertraut: Johann Konrad Dippel, Renatus von Senckenberg und Johanna Rebecca Riese, seiner ersten Ehefrau.

Für ein gutes Jahr war Johann Christian Senckenberg 1742/43
während der Ehe mit Johanna Rebecca Riese ein glücklicher
Mann. Die Hausgemeinschaft mit der streitsüchtigen Mutter
hatte etwaigen Heiratsplänen Senckenbergs lange Zeit im
Wege gestanden. Bis auf die im Sande verlaufenen Versuche
Dritter, den Arztsohn mit der Tochter des Stadtarztes Johann
Michael Büttner oder einer der wohlhabenden Sondershau-
sen-Schwestern zu verheiraten, ist über irgendwelche Lieb-
schaften Senckenbergs nichts bekannt. Der fromme Arzt hatte
sich anscheinend schon mit seinem Schicksal abgefunden, auf
immer ledig zu bleiben, als nach dem Tod der Mutter im Mai
1740 Senckenbergs Chancen auf dem Heiratsmarkt wieder
stiegen. Der 89-jährige Separatist Christian Fende bahnte die

Ehe zwischen Senckenberg und seiner Enkelin, der Juwelierstochter Johanna Rebecca Riese, an. Die beiden Ehekandida-
ten waren als Nachbarskinder in der Hasengasse aufgewachsen
und fanden offenbar Gefallen aneinander, denn sie gaben sich
noch im Jahre 1740 das Eheversprechen. Johann Christian
und Johanna Rebecca wurden allerdings auf eine harte zwei-
jährige Geduldsprobe gestellt, da der Vater der Auserwählten
Einwände gegen die Verbindung erhob, schwer erkrankte und
Ende 1741 verstarb. Nach der langen Wartezeit konnte am 15.
Mai 1742 endlich der Ehevertrag aufgesetzt werden, in dem
die Ehepartner sich versprachen „Zeit Lebens einander treu-
lich zu lieben"[83] und die Teilung der Hochzeitskosten vereinbarten. Falls die Ehe kinderlos blieb, sollte der Hinterbliebene
das gesamte Vermögen des Paares erben. Als Zeugen siegelten
Albrecht Adolph Diesterweg und Christian Fende den Kon-
trakt. Die 25-jährige Juwelierstochter gab am 7. Juni 1742 in
der lutherischen Barfüßerkirche dem 35-jährigen Senckenberg
das Jawort. Erst nachdem er in den Stand der Ehe getreten war,
erwarb der Bürgersohn Senckenberg am 20. Juni 1742 offiziell
das Frankfurter Bürgerrecht, um in den vollen Genuss der bürgerlichen Rechte zu gelangen. Der Eintrag in das Bürgerbuch
berechtigte unter anderem zur Gründung einer Familie.[84]

Das frisch vermählte Ehepaar richtete sich in Senckenbergs
Heim „Zu den drei kleinen Hasen" häuslich ein. Dass die Verbindung zwischen der deutlich jüngeren Johanna Rebecca und
dem als schwierig geltenden Johann Christian so gut harmo-
nierte, lag wohl vor allem in dem Wesen der Ehefrau begrün-
det, die mit ihrer schlichten Frömmigkeit und Anspruchslosig-
keit die Lebenseinstellung des frommen Arztes widerspiegelte.
In einer gedruckten Biographie seiner Gattin schwärmte

Senckenberg später von ihrer Gutherzigkeit, Liebe, Treue und „Verachtung der Welt und ihrer Luesten"[85] und machte ihr mit dem Bekenntnis ein schönes Kompliment: „So gut ich Sie auch am Anfang gehalten, fande ich Sie doch, je laenger wir beysammen waren, immer noch besser."[86] Johanna Rebecca gab Senckenberg, der in seinem Arztberuf täglich mit großem Elend und Leid konfrontiert wurde, Rückhalt. Der Medicus betreute selbst unheilbar Erkrankte wie den Arzt und Schöffen Conrad Hieronymus Eberhardt, genannt Schwind, der an Altersbrand litt und dessen Schmerzensschreie bis auf die

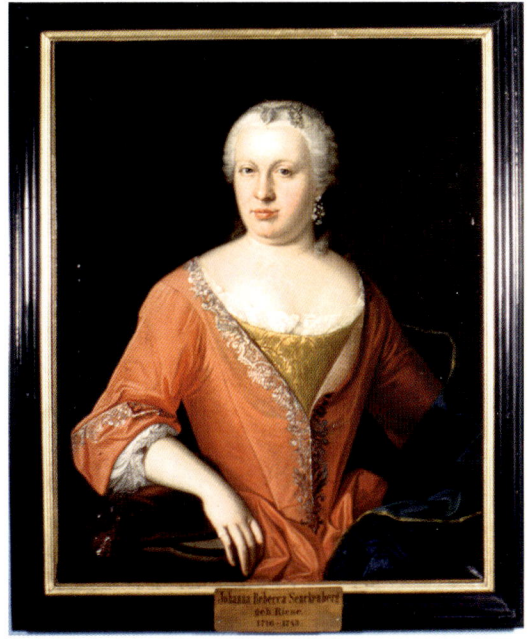

Die erste Ehefrau Johanna Rebecca Senckenberg (1716 – 1743). Am kleinen Finger der rechten Hand trägt sie einen Totenkopf-Ring. Gemälde von Franz Lippold, 1744.

Straße gegellt haben sollen. Für den viel beschäftigten Arzt war es ein süßer Trost, wenn ihn bei der Rückkehr von den Patientenbesuchen seine Frau schon erwartete: „Sahe Sie, daß mein Hertz in Bekuemmerniß und Aengsten war, wegen derer mir anvertraueten Krancken und Nothleidenden, half Sie mir beten und troestete mich. Fand Sie mich von vieler Arbeit dem Leibe nach mit Schwachheit beladen, richtete Sie mich mit Ihrem freundlichen Zuspruch auf, erquickete mich, und kehrte alle ersinnliche Mittel vor mir meine Last zu erleichtern. In Wahrheit! kan ich die Gutthaten so GOtt mir durch Sie erwiesen, nicht alle erzehlen, weilen es an nichts fehlte so ich bedurfte."[87]

Das junge Glück trübten lediglich Johanna Rebecca Senckenbergs Todesahnungen. Die Frau im besten Alter rechnete andauernd mit ihrem baldigen Tod und trug ständig einen Trauerring mit einem emaillierten Totenkopf und dem Spruch: „Non est mortale quod opto"[88] (Es ist nicht sterblich, was ich wünsche). Die Ehe endete mit einer Katastrophe. Bei Johanna Rebecca, die seit dem Frühling 1743 guter Hoffnung war, setzten in der Nacht vom 18. auf den 19. Oktober die Wehen ein. Obwohl sich eine schwere Geburt abzeichnete, entließ die werdende Mutter die überlastete Hebamme, die sich gleichzeitig noch um zwei weitere gebärende Frauen kümmern musste. Die tapfere Arztfrau brachte am 19. Oktober 1743 eine gesunde Tochter zur Welt, die auf den Namen Anna Margarethe getauft wurde. Der Mutter ging es den Umständen entsprechend, bis nach etwa einer Woche eine Entzündung der Gebärmutter auftrat. Das Kindbettfieber zählte im 18. Jahrhundert nach einer am Beispiel der Stadt Gießen aufgestellten Statistik zu den zehn häufigsten Todesursachen und

wurde in der Regel durch die untersuchenden Hände der Hebamme oder des Arztes übertragen. Die durch Eiterbakterien
hervorgerufene Infektionskrankheit ging mit hohem Fieber
einher, verbreitete sich im ungünstigsten Fall von der Gebärmutter über den Eileiter bis zum Bauchfell und löste im Endef-
fekt eine tödliche Blutvergiftung aus. Johanna Rebecca
Senckenbergs Zustand verschlechterte sich zusehends, so dass
nach dem Beichtvater gerufen wurde und die Todkranke sich
von ihrer Mutter und ihren Geschwistern zu verabschieden
begann. Senckenberg schilderte die letzten Momente am Ster-

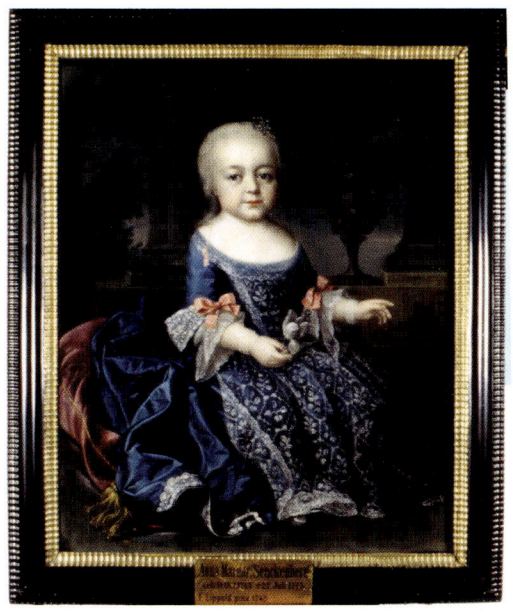

Das Töchterchen Anna Margarethe Senckenberg (1743 –
1745). Eine verwelkende Blume und eine brüchige
Säule verweisen auf den frühen Tod des Mädchens.
Gemälde von Franz Lippold, 1745.

bebett seiner geliebten Frau mit ergreifenden Worten: „Wir konnten bey diesem Gespraeche fast nicht wieder von einander kommen, hertzten einander und zerflossen beyderseits in Thraenen, wie denn eine zarte Liebe allzeit solche Wirckung zu haben pfleget."[89] Johanna Rebecca starb am 26. Oktober 1743 gegen zehn Uhr morgens im Wochenbett. Das Töchterchen Anna Margarethe überlebte die Mutter nur um zwei Jahre und wurde im Juli 1745 vermutlich von einer tuberkulösen Hirnhautentzündung dahingerafft. Das Erbe der ersten Ehefrau in Höhe von 15.175 Reichstalern kam später Senckenbergs Stiftungskapital zugute.[90]

Wohl auch zur Versorgung des Kindes hatte der Witwer Senckenberg nach Ablauf des Trauerjahres am 17. Dezember 1744 mit Katharina Rebecca Mettingh, einer Freundin seiner verstorbenen Frau, zum zweiten Mal den Bund der Ehe geschlossen. Katharina Rebecca war die Enkelin des Separatisten Johann Jakob Schütz, der wiederum ein enger Weggefährte des Großvaters der verstorbenen Johanna Rebecca Senckenberg, Christian Fende, gewesen ist. Seit Herbst 1746 erwartete Senckenbergs zweite Frau von ihm ein Kind. Katharina Rebecca, die während der Schwangerschaft zunehmend unter „brennender Hitze" und „trockenem Husten" gelitten hatte, brachte am 27. Juni 1747 mit Erhard Jacob den erhofften Stammhalter zur Welt. Das mit hohem Fieber, Husten und Kräfteverfall einhergehende Lungenleiden Katharinas wurde nicht besser und führte am 11. Dezember 1747 zum Tod. Das Baby hatte sich sehr wahrscheinlich bei seiner Mutter angesteckt und war schon mit dreieinhalb Monaten an einer tuberkulösen Infektion verschieden. In seinem Schmerz ließ Senckenberg seine beiden verstorbenen Ehefrauen, das Töch-

terchen und den Sohn posthum von den Frankfurter Malern
Franz Lippold, Friedrich Ludwig Hauck und Justus Juncker
porträtieren und die Ölbilder im Wohnzimmer des nunmehr
verlassen und leer erscheinenden Hauses „Zu den drei kleinen
Hasen" aufhängen. Das Einsamkeitsgefühl verstärkte sich für
den zweifachen Witwer noch dadurch, dass 1745 sein zum
Reichshofrat ernannter Bruder Heinrich Christian nach Wien
verzogen und 1746 sein separatistischer Freund Christian
Fende im Alter von 95 Jahren gestorben war. Nach diesen
traurigen Erfahrungen wagte es der 47-jährige Senckenberg
1754 noch einmal, in den Stand der Ehe zu treten, und heiratete am 8. Juli die Witwe Antonetta Elisabetha Rupprecht.
Als Arzt hatte er die an einer krebsartigen Krankheit leidende
42-Jährige seit etwa einem Jahr behandelt und dabei näher
kennen gelernt. Der dritten Ehefrau zuliebe zog Senckenberg
von der Hasengasse in das von seiner Gattin mit ihrem Vater
bewohnte Haus auf der Zeil. Beide Ehepartner bereuten schon
bald diesen Schritt, und es zeigte sich schnell, dass es sich
offensichtlich nicht um eine Liebesheirat gehandelt hatte. Mit
der oberflächlichen Frömmigkeit und dem weltlichen
Anspruchsdenken, das Antonetta Elisabetha an den Tag legte,
konnte sich Senckenberg in keinster Weise anfreunden. „Als
mein Onkel sah", so die modern anmutende Darstellung bei
Renatus von Senckenberg, „daß beiderseitige Gemüther sich
nicht zu der genauen Harmonie, die das Glück der Ehe ausma-
chen muß, schickten, that er das, was alle in gleichem Fall sich
befindende Eheleute, eingedenk ihrer beiderseitigen von der
menschlichen Natur nie ganz zu trennenden Unvollkommen-
heiten, thun sollten. Er entfernte sich von seiner Gattin, doch
ohne Bitterkeit, ohne Feindschaft."[91] Johann Christian
Senckenberg zog Anfang Juni 1756 in die Hasengasse zurück,

seine dritte Ehefrau starb am 13. September 1756, nachdem er sie als Arzt bis zuletzt behandelt hatte. Von schweren Schicksalsschlägen getroffen, mischten sich bei dem passionierten Arzt Gefühle der Ohnmacht mit dem Willen, im Frankfurter Gesundheitswesen etwas zu bewegen.

„Was zur Leibes-Gesundheit ersprießlich ist"
Im Dienst der Stadtgesundheit

*J*ohann Christian Senckenberg wollte im Frankfurter
Gesundheitswesen unbedingt Verantwortung übernehmen und strebte die Berufung zum Stadtarzt an. In der
Reichsstadt gab es insgesamt vier auch als „Physici" bezeichnete Stadtärzte, die mit den beiden Bürgermeistern das Sanitätsamt bildeten. Die Stadtärzte waren mit dem nachgerade
universellen Auftrag ausgestattet, „alles in unserm Gebiet, was
zur Leibes-Gesundheit ersprießlich ist, mit Fleiß [zu] erwe-
gen."92 Senckenberg gelangte nicht auf Anhieb in das
gewünschte Amt. Nachdem im Frühjahr 1739 der erste Versuch, sich um die vakante Stelle eines verstorbenen Physicus zu
bewerben, gescheitert war, hatte Senckenberg im November
1744 beim dritten Anlauf das Glück auf seiner Seite. Die Neu-
besetzung von Stadtarztstellen erfolgte inzwischen per „Kugelung". Um Kungelei zu unterbinden, wurde bei dem Losverfah-
ren für jeden Stellenbewerber eine Kugel in eine Urne gelegt,
darunter eine goldfarbene. Stellvertretend für die Bewerber
zogen Ratsherren die Kugeln: Wem die Goldene zufiel, der
bekam das Amt. Als im November 1744 der Posten des verstorbenen Stadtarztes Johann Michael Büttner neu zu besetzen
war, erwies sich der Senckenberg zugeordnete Ratsherr Heinrich von Barckhausen als „Glücksfee" und zog die Goldkugel.
Johann Christian Senckenberg leistete am 24. November 1744
den Diensteid als Physicus extraordinarius und trat mit der

Amtseinführung am letzten Novembertag endgültig in die Fußstapfen seines Vaters Johann Hartmann, der sich ebenfalls als Stadtarzt für das öffentliche Gesundheitswesen engagiert hatte. Der Amtsantritt des Sohns erfolgte zu einem denkbar ungünstigen Zeitpunkt. Im Dezember 1743 hatte der Rat eine seit 14 Jahren geführte Debatte über die dringend gebotene Reform des Frankfurter Gesundheitswesens mit dem lapidaren Beschluss „Beruhets auff sich"[93] ergebnislos ad acta gelegt. Die Medizinalverfassung der Reichsstadt stagnierte damit weiterhin auf dem Niveau von 1668, was einem kritischen Mediziner wie Johann Christian Senckenberg keine Ruhe lassen konnte.

Der Beginn der Reformbestrebungen reichte bis in die 1730 zu Ende gegangene Amtszeit von Johann Hartmann Senckenberg als Physicus primarius zurück. Die in Frankfurt niedergelassenen Ärzte Paul von der Lahr, Johann Friedrich Ochs, Nicolaus Max Wilhelmi sowie Johann Philipp Burggrave Senior und Junior – mithin mehr als ein Drittel der insgesamt 13 in der Reichsstadt praktizierenden christlichen Mediziner – ergriffen 1729 die Initiative, um vor dem Hintergrund des von 1705 bis 1732 schwelenden Verfassungskonflikts eine Reform des Gesundheitswesens anzustoßen. Die Fünfergruppe übergab den Vertretern der Bürgerschaft ein „Ohnmaßgeblicher Vorschlag den dermahligen Zustand des Medicinal-Wesens in Frankfurth am Mayn zu verbessern"[94] betiteltes umfangreiches Schriftstück zur Weiterleitung an den Kaiser nach Wien. Der Verfassungskonflikt zwischen dem patrizisch dominierten Rat und der Bürgerschaft hatte im Jahr 1705 seinen Anfang genommen, als die bürgerlichen Oberoffiziere der 14 Stadtquartiere die Huldigung für den neuen Kaiser Joseph I. nutzten, um dem kaiserlichen Delegierten eine Eingabe zu überreichen, in der sie um die

Bestätigung des Bürgervertrags[95] von 1612/13 und der „Stättig-keit" der Juden baten. In den Augen des Rats bildete das eigen-mächtige Vorgehen der Bürgeroffiziere einen Affront sonder-gleichen, da er das Vorrecht, den Kaiser um die Bestätigung der Privilegien zu bitten, für sich reklamierte. Im Einzelnen monierten die Vertreter der Bürgerschaft in der an Joseph I. gerichteten Beschwerdeschrift die Geheimhaltung der Privile-gien, Misswirtschaft, Korruption und nicht zuletzt das vom Rat geduldete, den christlichen Händlern abträgliche Geschäftsge-baren der Juden. Ab 1712 ließ Kaiser Karl VI. die Verfassungs-und Finanzbeschwerden der Bürger zur Beilegung des sich hin-ziehenden innerstädtischen Konflikts von einer „Politischen Kommission" unter Leitung des Kurfürsten von Mainz und des Landgrafen von Hessen-Darmstadt sowie einer „Rechnungs-Kommission" unter Vorsitz von Melchior Friedrich Graf von Schönborn in Frankfurt prüfen. Die Arbeit der Kommissare schlug sich in einer Kette für den Rat vernichtender kaiserli-cher Resolutionen, einer 1726 für die städtischen Ämter erlas-senen verbesserten Visitationsordnung und der abschließen-den kaiserlichen Haupt- und Finalresolution von 1732 nieder, die der Bürgerschaft in der Summe eine stärkere Beteiligung an der Herrschaft in der Reichsstadt einräumten. Bürgerliche Ausschüsse wie das zur Prüfung der städtischen Rechnungsfüh-rung eingesetzte Neuner-Kollegium kontrollierten die Politik des Rats, dessen neue Mitglieder nun nicht mehr kooptiert[96], sondern durch „Kugelung" ermittelt wurden. In der allgemei-nen Verfassungsreform witterten die kritischen Ärzte die Chance für eine Neuordnung des Gesundheitswesens.[97]

Die fünf Ärzte kamen 1729 in ihrem „Ohnmaßgebliche[n] Vorschlag" gleich zur Sache, indem sie auf das Erscheinungs-

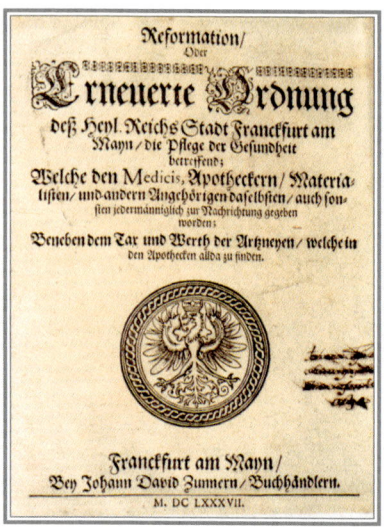

Titelblatt der Frankfurter Medizinalordnung von 1667/68.

datum der geltenden Medizinalverfassung hinwiesen – den 14. September 1668! „Wie es aber mit allen Wissenschafften und Künsten ergehet", so die Mediziner leicht süffisant, „daß dieselbe täglich mehr und mehr excoliret [= gepflegt] werden, auch die Medicin selbsten, Wan Man ihre Historien vor denen allerältesten Zeiten an bis auff gegenwärtige Stund erweget, unzehlige Reformationes gehabt, so befindet sich dieselbe abermahlen in solchen umständen, daß sie solche neue Verfassung [...] auch in Franckfurth bedarff."[98] Die Apotheker waren aufgrund der fast sechzig Jahre alten Ordnung verpflichtet, kaum noch nachgefragte Arzneimittel vorrätig zu halten. Die Kosten der Lagerhaltung schlugen die Apotheker natürlich auf den Preis für die gängigen Medikamente. Um die Kosten für Heilmittel zu senken, empfahl nun die Fünfer-Gruppe, die Arzneimittelliste zu durchforsten und veraltete „Simplicia alß Composita" auszurangieren. Darüber hinaus krankte das Apothekerwesen an der Uneinheitlichkeit der Komposita. Ein und dasselbe Rezept konnte in den fünf Frankfurter Apotheken im schlimmsten Fall zu fünf unterschiedlich zusammengesetzten und in ihrer

Wirkung voneinander abweichenden Arzneimitteln führen. In anderen Städten wie Regensburg oder Straßburg hatte die Obrigkeit diesen gesundheitsgefährdenden Missstand mit der Veröffentlichung verbindlicher „Dispensatorien" (Arzneibüchern) in den Griff bekommen. In Frankfurt sollte sich ein noch zu konstituierendes Collegium Medicum der Sache annehmen und unter Berücksichtigung der in anderen Städten gemachten Erfahrungen ein Maßstäbe setzendes „Dispensatorium" erstellen. „Man könte auß allem daß beste nehmen", so die Überlegung der Petenten, „solches befundenen Umständen nach noch ferner emendiren, Suppliren und dadurch dem gemeinen Wesen nicht allein sehr großen Nutzen schaffen, sondern auch die Stadt Frankfurth die Ehre wieder zu wegen bringen daß sich andere Städte nach Ihr richten."[99] Indem die fünf Kritiker die Gründung eines mit den in Frankfurt praktizierenden Ärzten besetzten Collegium Medicum in Vorschlag brachten, traten sie mit den Physici in direkte Konkurrenz. Das von einem Dekan geleitete Kollegium sollte sich mit dem Frankfurter Gesundheitswesen befassen, Standesfragen regeln und ungewöhnliche Krankheitsfälle diskutieren. Auf Wunsch eines Mitglieds beriet das Gremium komplizierte Fälle gemeinschaftlich. Insbesondere um den Ausbruch von Epidemien früher erkennen zu können, forderten die kritischen Ärzte, dass künftig bei Todesfällen generell die Ursache festgestellt werde. Ein zentrales Anliegen des an den Kaiser adressierten Gesuchs war die Errichtung eines Theatrum anatomicum.

Johann Christian Senckenberg hat den Kampf seines Interimslehrers Johann Jacob Grambs um den Bau einer Anatomie in Frankfurt aus nächster Nähe miterlebt. Der gebürtige Frankfurter Grambs hatte 1719 in Altdorf promoviert und

dort während des Studiums einen Schwerpunkt auf die Anatomie gelegt. Als in seiner Heimatstadt niedergelassener Arzt
organisierte Grambs im Februar 1725 in einem provisorischen
Theatrum anatomicum gegenüber der Allerheiligen-Kirche
die öffentliche Sektion einer Frauenleiche.[100] Da solche
Demonstrationen eher den Charakter einer Theatervorstel-
lung denn eines wissenschaftlichen Seminars hatten, wurden
die Veranstaltungsorte anatomisches Theater genannt. An
Grambs 1726/27 für Chirurgen und Nachwuchsmediziner
angebotenen anatomischen Vorlesungen nahm im zweiten
Jahr auch Senckenberg teil. Im Bemühen um geeignete Räum-
lichkeiten für Vorlesungen und Sektionen beantragte Grambs
beim Frankfurter Rat die Erlaubnis und die Ausweisung eines
Standorts für ein von ihm selbst finanziertes Anatomiegebäude. Die Ratsherren begrüßten zwar das Vorhaben, lehnten
1728 aber den lange favorisierten Bauplatz für ein Theatrum
anatomicum auf dem Petersfriedhof ab. Die fünf Petenten
nahmen 1729 Grambs Idee für den Bau einer Anatomie als
sinnvolle Einrichtung zur Weiterbildung von Ärzten, Chirurgen und Hebammen in ihren Forderungskatalog für eine
grundlegende Reform des Frankfurter Gesundheitswesens
auf.[101] In Wien rührte sich auf die Eingabe der Frankfurter
Ärzte lange Zeit nichts. Nach drei Jahren schließlich forderte
im August 1732 der Reichshofrat den Rat der Reichsstadt auf,
die Vorschläge zur Verbesserung der Medizinalverfassung von
den Physici und den Medici prüfen und in Form eines schriftlichen Gutachtens beurteilen zu lassen. Der Rat schob die
Angelegenheit auf die lange Bank und leitete den Auftrag erst
Ende 1735 nach einer Mahnung aus Wien an die Physici weiter, die im darauffolgenden Jahr gemeinsam mit den Medici
eine umfassende Stellungnahme abgaben.

Unter den Gutachtern bestand Konsens darüber, dass dem veralteten Frankfurter Gesundheitswesen „eine Reformation nicht undienlich seye."[102] In mancher Beziehung gingen die Sachverständigen sogar noch weiter als die kritischen Ärzte mit ihren Verbesserungsvorschlägen von 1729. Zur Vereinheitlichung der in den Apotheken zusammengemischten Heilmittel befürworteten die Gutachter nicht nur ein allgemein verbindliches „Dispensatorium", sondern zusätzlich auch noch die Errichtung eines Zentrallabors, in dem die von den Apothekern vertriebenen Komposita hergestellt werden sollten. Das gemeinschaftliche Labor sicherte die zuverlässige Umsetzung der ärztlichen Rezepte, befreite die Apotheker von der Last, eigene Labore zu betreiben, und erleichterte ihnen die Vorratshaltung, was letztlich zu einer Senkung der Arzneimittelpreise führen musste. Dem Sanitätsamt ermöglichte das Zentrallabor eine bessere Überwachung der Apotheken, die normalerweise nur alle zwei Jahre von den Stadtärzten visitiert wurden. In Zukunft sollten sich auch die mit nicht apothekenpflichtigen Heilmitteln und Chemikalien handelnden Materialisten des „commune Laboratorium" bedienen und sich Kontrollbesuche der Physici gefallen lassen. Die Bildung eines 1729 in der Eingabe an den Kaiser angeregten Collegium Medicum wurde von den Gutachtern nur unter der Bedingung befürwortet, dass dem ohnehin in einem ziemlich desolaten Zustand befindlichen Sanitätsamt dadurch keine Nachteile entstanden. „Physici und Medici wünschen deßhalben, daß zuforderst das Sanitaet Amt in eine firme activitaet gesetzet werden möge, und können nicht bergen, daß es durch die vielfältige Veränderungen derer Magistratischen Herrn Deputirten in zim(m)lichen Verfall gerathen, da bekanntlich vor Zeiten indistincte und ohne auf Gelährte zu sehen von jeder

Rathsbank ein Deputirter Herr auf drey Jahre darzu verordnet,
nunmehro aber aus gantz ungleichen und nicht genugsam
überlegten selbstigen burgerlichen Antrag, weilen es dem
aerario, wohin scheinets die mehresten Absichten gewesen,
wenig eingetragen, solches in der That wichtige Amt A(nno)
1726. löb(licher) Stadt Cantzley incorporiret, mithin an die
Herren Bürgermeistere, die doch mit so weitläuffigen andern
affairen incommodiret sind, und jährlich bevor Sie die Beschaffenheit des Amts einsehen können allschon wieder abgehen,
zur alleinigen Obsicht verwiesen worden."[103] Da die Amtszeit
der beiden Bürgermeister jeweils nur ein Jahr betrug, plädierten
die um mehr Kontinuität in der Leitung des Sanitätsamts
besorgten Gutachter dafür, zwei Ratsherren, die von Beruf Arzt
waren, mit der Aufgabe auf Dauer zu betrauen. Damit es der
Stadtregierung nicht am medizinischen Sachverstand fehlte,
waren Physici und Medici grundsätzlich dafür, dass die Ärzteschaft über zwei Sitze im Rat verfügte.[104] Abweichend von der
1729er Eingabe hielt es das 1736er Gutachten für zweckmäßi-
ger, wenn an der Spitze des Collegium Medicum ein Physicus
und kein Medicus als Dekan stand. Der Auftrag des Kollegiums
umfasste in erster Linie das Feststellen der Ursachen von
Todesfällen, die Anfertigung eines „Dispensatoriums" sowie die
Überwachung der herumziehenden Kurpfuscher und Quacksalber. Das Sanitätsamt und das ihm nachgeordnete Collegium
Medicum sollten an einem Strang ziehen und die medizinische
Versorgung der Frankfurter durch „gute Medici" sicherstellen.

Den Physici und Medici schwebte ein „Gesundheitszentrum"
in einer direkt am Mainzer Pförtchen der westlichen Stadtmauer gelegenen Baulichkeit vor. In dem dort vorhandenen
Gewölbe sollte das gemeinschaftliche Labor der Apotheker

und Materialisten, in dem Stockwerk darüber das Theatrum anatomicum und unterm Dach das Vorratslager für die Komposita-Zutaten entstehen. Ein Versammlungsraum für das Collegium Medicum war ebenfalls vorhanden. Mit der Empfehlung, einen der fähigsten Chirurgen als „Stadt-Operatore und Accoucheur" einzustellen und so die Qualität der Chirurgie und des Hebammenwesens zu verbessern, kamen die Gutachter zum Ende (Accoucheur = Geburtshelfer). Das Schriftstück trägt die Unterschriften von 15 Medici und den Physici Johann Michael Büttner, Johann Jacob Grambs, Johann Adolph Gladbach und Christof Le Cerf. Gladbach hatte seinem Namenszug die Einschränkung hinzugefügt, dass er das Zentrallabor für keine praktikable Lösung hielt. Der Name Johann Christian Senckenberg ist auf dem Dokument noch nicht zu finden, da er erst im Dezember 1737 offiziell in die Frankfurter Ärzteschaft aufgenommen wurde. Senckenberg hat sich sowohl von der Eingabe aus dem Jahr 1729 als auch von dem 1736er Gutachten Abschriften anfertigen lassen. Die darin formulierten Verbesserungsvorschläge für das Frankfurter Gesundheitswesen wurden ihm als Stadtarzt und Stifter zur Richtschnur.

Eine von Johann Philipp Burggrave senior angeführte Minderheit von fünf niedergelassenen Ärzten verweigerte 1736 dem Gutachten ihre Unterschrift. Das an den Rat übergebene Minderheitsvotum wich von der Mehrheitsmeinung genau genommen nur in einem Punkt ab: der strikten Unabhängigkeit des Collegium Medicum vom Sanitätsamt. Der Rat beauftragte 1737 sein ärztliches Mitglied Remigius Seiffart von Klettenberg über das Gutachten der Physici und Medici Bericht zu erstatten. Als Klettenbergs Bericht nach fünf Jahren noch immer auf sich warten ließ, platzte den Physici der

Kragen. Schriftlich beschwerten sich die Stadtärzte am 26. November 1742 beim Rat, dass der Vorgang „biß dato solcher gestalt liegen geblieben, daß darauf die geringste beliebige Reflexion wider Unßer beßeres Verhoffen nicht gemacht oder Uns mit einem gewährigen hochlöblichen Concluso an Handen gegangen worden wäre."[105] Nachdem Klettenberg seine Stellungnahme endlich abgegeben hatte, ließ der Rat die Verbesserungsvorschläge obendrein auch noch von dem Senior der Frankfurter Ärzteschaft, dem 90-jährigen Ratsherren Conrad Hieronymus Eberhardt, prüfen. Klettenberg und Eberhardt folgten den massiven Einwänden der Apotheker, Materialisten und Chirurgen, die gegen das Zentrallabor, die Visitationen der Physici und die Berufung eines „Stadt-Operateurs und Accoucheurs" Sturm liefen, und befürworteten lediglich die Überarbeitung der Apothekertaxe und den Druck eines neuen „Dispensatoriums". Der Fortbestand des Sanitätsamts wurde garantiert, die Idee eines Collegium Medicum zwar für gut, die Zeit für ein solches Gremium aber noch nicht für reif befunden. Mit der Verlesung des Eberhardt'schen Berichts in der Ratssitzung am 31. Dezember 1743 und dem daraufhin gefassten Beschluss „Beruhets auff sich" drohte die Reform des Frankfurter Gesundheitswesens im Sande zu verlaufen.[106]

„Wir, der Rath der Stadt Franckfurt am Mayn, thun kund und jedermaenniglich zu wissen/ Demnach unter den zeitlichen Guetern die Leibes-Gesundheit billig den Vorzug hat/ und also hochnothwendig/ daß alles/ was zu derselbigen Erhaltung und Verbesserung gehoerig/ in gute Acht genommen/ und von jedermaenniglichen/ an seinem Theil/ nach Vermoegen befoerdert/ das Widrige aber/ und allerhand eingerissene Mißbraeuche und Maengel verhuetet und abgeschaffet werden"[107],

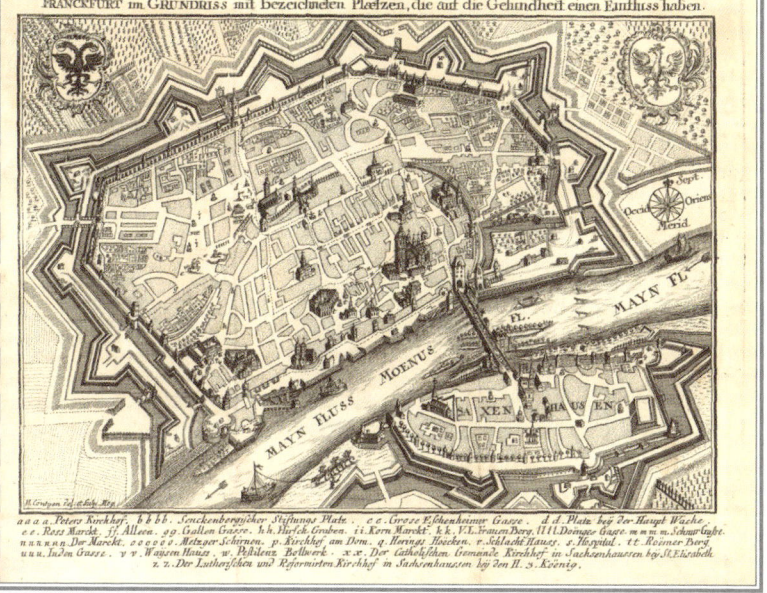

Plan der Stadt Frankfurt am Main mit Hinweisen zur gesundheitlichen Topographie. Kupferstich von Heinrich Cöntgen, 1771.

mit dieser Präambel beginnt ein 1743 veröffentlichter, die veraltete Ordnung zementierender wortwörtlicher Nachdruck der reichsstädtischen Medizinalverfassung von 1668. Die Ursprünge der Frankfurter Medizinalverfassung sind bis ins Jahr 1548 zurückzuverfolgen, als Kaiser Karl V. die „Reformation oder Ernewerte Ordnung der Statt Franckfurt am Mayn/ die Pflege der Gesundtheit betreffend" auf dem in Augsburg abgehaltenen Reichstag bestätigte. Auf die Einrichtung eines Sanitätsamts in Frankfurt lässt eine Textstelle in der am 29. Juni 1626 publizierten Medizinalordnung schließen. Dort wurde den Stadtphysici im Verein mit zwei delegierten Rats-

herren der umfassende Auftrag erteilt, sich um alles zu kümmern, was der Gesundheit förderlich ist. Die Hierarchie der
Stadtärzte unterschied den vorsitzenden Physicus primarius,
die beiden Physici ordinarii und seit 1667 den nicht stimmbe-
rechtigten, mit der Schriftführung beauftragten Physicus
extraordinarius, der zudem das undankbare Amt des Pestarztes
bekleidete. Stadtphysici mussten im Besitz des Frankfurter
Bürgerrechts sein, einen Diensteid schwören und vor dem Verlassen der Stadt das Einverständnis der Bürgermeister einho-
len. Johann Christian Senckenberg hatte am 24. November
1744 den Eid als Physicus extraordinarius abgelegt und
geschworen, dass er den „Herren Bürgermeistern und Rath
auch gemeiner Bürgerschafft und deren Ihrigen und meiner
Scienz als ein getreuer Medicus zu Tag und Nacht, wann ich
von ihnen erfordert werde, dienen und gewärtig seyn, rathe
und helfen, nach meinen besten Sinnen Verstand und Vermögen."[108] Die Einkünfte aus dem Nebenamt besaßen für
Senckenberg keine große Bedeutung und bestanden für den
vierten Stadtarzt ohnehin nur aus sechs Maltern[109] Korn und
der Befreiung von den Abgaben auf Bier, Wein und Mehl. Die
Physici ordinarii bezogen eine jährliche Vergütung von sechzig
Gulden, zehn Gulden Malzgeld sowie zehn Maltern Korn und
waren ebenfalls von den Verbrauchssteuern auf Bier, Wein und
Mehl befreit. Für die Besichtigung von Aussätzigen, gerichtli-
che Leichenöffnungen oder die Tätigkeit als Gefängnisärzte
kassierten die beamteten Mediziner gesonderte Abfindungen.
Nach dem Tod des Physicus primarius Christof Le Cerf rückte
Senckenberg im Oktober 1755 zum Physicus ordinarius auf.

In den Frankfurter Archiven überlieferte Physicats-Berichte
gewähren Einblicke in den amtsärztlichen Alltag um die Mitte

des 18. Jahrhunderts. Nur zu oft bedurften auf den Stadttür-
men oder im Armen-, Waisen- und Arbeitshaus Inhaftierte
ärztlicher Hilfe. Im April 1755 beauftragte der Rat die Stadtärzte bei der auf dem Katharinen-Turm einsitzenden 34-jähri-
gen Catharina Kipper zu überprüfen, ob sie tatsächlich ein
Kind erwartete, und die im Bornheimer Turm seit der Herbstmesse 1754 gefangen gehaltene 69-jährige Maria Angela
Demuth zu untersuchen, ob ihr Gesundheitszustand ein Verhör unter der Folter zuließ. Obwohl bei der betagten Demuth
ein großer Kropf, Kurzatmigkeit und infolge einer zwanzig
Jahre zurückliegenden Entbindung ein Gebärmutter- und
Scheidenvorfall diagnostiziert wurden, hatten die Stadtärzte
Le Cerf, Gladbach, Senckenberg und Thomas keine Bedenken gegen ein peinliches Verhör. Die Schwangerschaft der
Catharina Kipper bestätigte sich, da eine hinzugezogene Hebamme bereits eine leichte Öffnung der Gebärmutter feststellen
und den Kopf des Kindes ertasten konnte. Ob die Hoch-
schwangere daraufhin eine Haftverschonung erhielt, ist nicht
bekannt. Krankenbesuche bei Gefangenen wurden 1761 bei
der ersten Visite mit 45 Kreuzern, jede weitere mit 22,5 Kreuzern vergütet und addierten sich für die Stadtärzte zu einer
erklecklichen Nebeneinnahme. Der Physicus ordinarius
Johann Christian Senckenberg stellte allein im dritten Quar-
tal 1766 dem Rechneiamt für die Untersuchung und Behandlung von Häftlingen wie Susanna Catharina Wentzel im
Armen-, Waisen- und Arbeitshaus, Johann Peter Erb im Tollhaus oder Moses Juda auf dem Katharinen-Turm die stolze
Summe von rund 56 Gulden in Rechnung.[110]

Der Rat und das Sanitätsamt bedienten sich immer dann der
Kompetenz der Stadtphysici, wenn es bei der Aufklärung von

Todesfällen an einem gerichtsmedizinischen Gutachten mangelte. Eine entscheidende Passage in dem am 24. November 1744 von Johann Christian Senckenberg abgelegten Diensteid als Physicus lautete: „Ferner, da in zu tragenden Fällen mir die Inspection, Besichtigung auch respective Secir- und Eröffnung eines Verwundeten oder Entleibten aufgetragen wird, will ich solche tragenden Amts halber [...] gern und willig übernehmen."[111] Neben drei geschworenen Chirurgen und den Stadtarztkollegen unterzeichnete am 6. Januar 1754 Senckenberg den Obduktionsbericht im Fall des Musketiers Simon. Passanten hatten die sterblichen Überreste des Gefreiten der Frankfurter Stadtgarnison am Vortag auf einer Wiese bei Oberrad entdeckt. Da die gemeinschaftliche Obduktion des Leichnams keine Anzeichen für ein Gewaltverbrechen ergab, vermuteten die Physici und Chirurgen, dass Simon aufgrund „von Überfüllung mit Speiß u(nd) Tranck zu liegen gekom(m)en und sofort, ohne erlittene äußere Gewalt, durch die Kälte im Schlaf sein Leben geendiget habe."[112] Ging es vor Gericht um Körperverletzung, waren die Stadtärzte als Gutachter gefordert. Im Beisein der geschworenen Chirurgen untersuchte am 3. Januar 1761 das amtsärztliche Quartett Gladbach, Senckenberg, Pettmann und Grammann die Kopfverletzungen des Knechts Heinrich Fröhlich, die ihm am Neujahrstag der Gärtner Heinrich Schnittspahn in der Klappergasse mit einer Mistgabel beigebracht hatte. Die Platzwunden erwiesen sich dabei als so gravierend, dass die Physici dringend zur Einweisung Fröhlichs in das Hospital zum Heiligen Geist rieten.[113] Als Sozialmediziner befasste sich Johann Christian Senckenberg im Januar 1767 mit dem Schicksal einer allein erziehenden Mutter und ihres drei Jahre alten gichtkranken Sohnes. Die Frankfurter Bürgerstochter Maria Anna Demmel und der Schneidergeselle Johann Jacob Kosel hatten 1763 einander die Ehe versprochen. Bevor es jedoch zur Hochzeit kam, verstarb Johann Jacob und hinterließ Maria Anna „nichts als ein Unterpfand unßerer gemeinschaftlichen Liebe."[114] Das Kind war pflegebedürftig, so dass die junge Mutter keiner Arbeit nachgehen konnte. In ihrer Not wusste Demmel sich Anfang 1767 nicht mehr anders zu helfen, als den Rat um die Versorgung des Jungen durch eine der milden Stiftungen zu bitten. Die Ratsherren beauftragten daraufhin den Physicus ordinarius Senckenberg mit einem Gutachten über den Gesundheitszustand des Dreijährigen. Senckenberg untersuchte das Kind eingehend und diagnostizierte als Ursachen für dessen Wachstumsstörungen die Mangelkrankheiten Atrophie und Rachitis. In seinem schriftlichen Bericht an den Rat kam der Stadtarzt am 23. Januar 1767 zu dem Ergebnis, „daß die Allmosen bey demselben wohl angewandt seyn werden."[115] Der Rat folgte der Empfehlung des Physicus und gewährte dem Halbwaisen die Unterstützung durch eine der Frankfurter Stiftungen.

Praktizierende Ärzte, Apotheker, Hebammen und Chirurgen, kurz alle heilkundigen Personen, unterstanden nach der 1743 erneuerten Frankfurter Medizinalordnung der Aufsicht der Stadtärzte. Bevor sich beispielsweise ein Medicus als praktischer Arzt in der Reichsstadt niederlassen konnte, prüften die geschworenen Physici seine Zeugnisse über Studium und Promotion. Die Zahl der in Frankfurt tätigen christlichen Medici betrug, die Physici mitgerechnet, im Jahr 1729 dreizehn und stieg bis 1736 auf achtzehn.[116] Die Medizinalordnung ermahnte 1743 die Medici, keine Absprachen mit Apothekern zu treffen und mit Kollegen zusammenzuarbeiten, falls ein Patient die Beratung anderer Ärzte wünschte. Der behandelnde Arzt unterlag der Schweigepflicht. Die Beliebigkeit der Honorarforderungen unterband eine „Tax-Ordnung". In der Regel bildete die Zahl der Hausbesuche den Maßstab der Arztkosten. Für den ersten Gang wurde ein halber Gulden, für jeden weiteren nur die Hälfte berechnet. Das Verhältnis zwischen Medici und Physici war gespannt, da die geschworenen Stadtärzte gegenüber ihren Kollegen eine Vorrangstellung beanspruchten. Die unterschwellige Rivalität kam bei der Veröffentlichung des Ratskalenders für das Jahr 1755 zum Vorschein, als den 15 Medici im Eintrag des Sanitätsamts die vier Physici vorangestellt und sie selbst mit dem Zusatz „Unter diesem Amte stehen: Medici Practici Ordinarii" aufgelistet werden sollten. In einem an den Rat gerichteten Protestschreiben verwahrten sich neun Medici gegen die Zurücksetzung im Ratskalender und ließen zugleich ihre Bereitschaft durchblicken, eine Rangfolge innerhalb der Ärzteschaft auf der Basis des Datums der Promotion zu akzeptieren.[117]

Die Inhaber der fünf Frankfurter Apotheken „Zum goldenen Hirsch", „Zum weißen Schwan", „Zum goldenen Kopf", „Zum goldenen Engel" und „Zum weißen Einhorn" unterbanden seit 1637 jeden Versuch, eine weitere Apotheke in der Stadt zu eröffnen. Erst 1783 und nur gegen empfindliche Auflagen gelang Johann Jakob Danker die Einführung der sechsten Apotheke „Zum Frankfurter Adler" auf den Arzneimittelmarkt. Wechselte eine Apotheke den Besitzer, hatte der neue Eigentümer vor den Stadtphysici eine Prüfung zu bestehen. 1758 übernahm Johann Jakob Ettling die Apotheke „Zum weißen Einhorn". Anhand der eingereichten Zeugnisse belegte Ettling lückenlos seine in Straßburg, Stuttgart, Berlin und Hannover absolvierte Ausbildung. In Heidelberg hatte Ettling seit 1747 eine Apotheke geführt. Die Frankfurter Stadtphysici Gladbach, Senckenberg und Thomas hegten keinen Zweifel an Ettlings Qualifikation und schrieben in der Beurteilung, dass er „in der Apothecker-Kunst sehr wohl bewandert und solchemnach E. Hohen Obrigkeit den gehorsamsten (Unte)rricht dahin zuerstatten vermögen, daß er die Stadt Franckfurth als ein rechtschaffener Apothecker werde bedienen können."[118] Nachdem er das Prüfungsverfahren erfolgreich durchlaufen hatte, entrichtete Ettling an jeden Physicus eine Aufwandsentschädigung in Höhe von elf Gulden. Da die Rezepturen in lateinischer Sprache abgefasst wurden, galten entsprechende Sprachkenntnisse schon bei der Einstellung von Lehrjungen oder Gesellen als Voraussetzung. Dienst in einer Apotheke bedeutete Dienst in einem für das öffentliche Gesundheitswesen sensiblen Bereich. Apotheker hatten selbst Lehrjungen vor ihrer Verpflichtung den Stadtärzten vorzustellen. Dem beschäftigten Personal widmeten die Physici bei den von Zeit zu Zeit angesetzten Visitationen der Apotheken entsprechende Aufmerksamkeit. In einem Protokoll vom 22. August 1755 berichteten die Physici Le Cerf, Gladbach und Senckenberg über die Besichtigung der Apotheke „Zum weißen Schwan", dass sie dort „sowohl Simplicia als Composita in guter ordnung befund(en)"[119] haben. Desweiteren notierten sie peinlich genau den beruflichen Werdegang der beiden im Dienst der Schwanen-Apotheke stehenden Gesellen. Die Medizinalordnung von 1743 nahm die Apotheker in die Pflicht, nur das offizielle Medizinalgewicht zu gebrauchen, Rezepte gewissenhaft zu befolgen und mit dem Herstellungsdatum auszuzeichnen sowie jederzeit einen Vorrat an frischen Heilmittelzutaten parat zu haben. Giftstoffe oder die Geburt befördernde Mittel durften „bey hoher Straff keinem Dienst-

Gesind/ noch verdaechtigen/ oder frembden und unbekandten Personen"[120] ausgehändigt werden.

Jede wohlsortierte Apotheke verfügte über eine Rücklage an Frankfurter Pillen und Theriak. Johann Hartmann Beyer, Physicus von 1589 bis 1600, Bürgermeister im Jahr 1614, entwickelte die bis ins 19. Jahrhundert von den Stadtärzten und

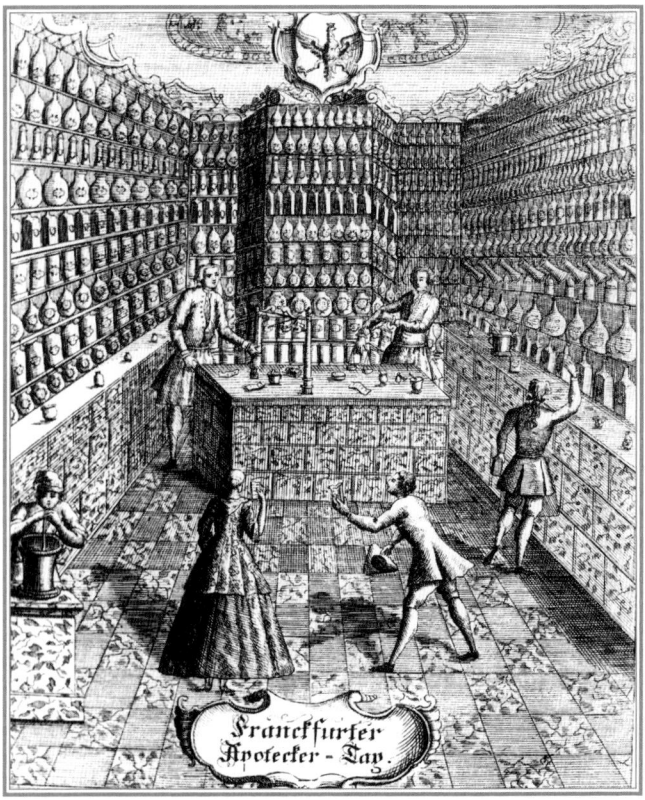

Innenraum einer Apotheke. Zwei Kunden treten mit Rezepten in den Händen an die Ladentheke heran. Kupferstich, um 1740.

Apothekern geheim gehaltene, durch ein kaiserliches Privileg
geschützte Komposition der Frankfurter Pillen. Der Erfolg des
Geheimmittels lag offenbar in einer den Stuhlgang befördern-
den Wirkung. Der echte, nur in Frankfurt oder Venedig herge-
stellte Theriak war ein aus 64 Zutaten angefertigtes Präparat.
Theriak wurde als Allheilmittel, insbesondere aber zur
Bekämpfung der Pest verordnet. Mit aller Strenge ahndete der
Rat Verfälschungen dieser Arzneien.[121] Mit den Materialisten,
denen der Handel mit freigegebenen Pharmaka erlaubt, der
Verkauf von Komposita dagegen weitgehend untersagt war,
führten die Apotheker nicht enden wollende Auseinandersetzungen um den Schutz der „Nahrung". Nur während der Früh-
jahrs- und Herbstmesse wurde das Monopol der Apotheker
gelockert. Die Arzneikosten unterlagen der Preisbindung
durch eine Tax-Ordnung. An der Frankfurter Preisliste für
Medikamente orientierten sich auch die Apotheker im 15
Kilometer östlich der Reichsstadt an der Mündung der Kinzig
in den Main gelegenen Hanau. Das dortige Apothekenwesen
krankte daran, dass es um 1730 in dem nur 11.000 Einwohner
zählenden Residenzstädtchen mit fünf Apotheken genauso
viele Anbieter auf dem Arzneimittelmarkt gab wie in der rund
dreimal so großen Reichsstadt Frankfurt. Nachdem 1736 die
Grafschaft Hanau-Münzenberg an Wilhelm VIII. von Hessen-
Kassel gefallen war, nahm sich der Landgraf der Apotheken-
frage in Hanau an und beauftragte im Oktober 1748 Johann
Christian Senckenberg mit einem Gutachten. Wilhelm VIII.
hatte Senckenberg am 2. Januar 1748 auf Empfehlung des mit
dem Frankfurter Physicus extraordinarius befreundeten Heinrich Jakob Freiherr von Häckel zum Hessen-Kasselischen Hof-
rat und Leibmedicus ernannt. Gemeinsam mit dem Arzt
Johann Christoph Weiss visitierte Senckenberg im Oktober

1748 unangemeldet die Hanauer Apotheken und stieß auf ver-
schimmelte und verfälschte Heilmittel sowie defekte und
unbeschriftete Vorratsgefäße. Nur in den Apotheken „Zum
goldenen Engel" und „Zum Einhorn" hatten die beiden Kon-
trolleure nichts zu beanstanden. In ihrem Gutachten bezeichneten Senckenberg und Weiss die „Vielheit derer Apotheken"[122] als das Grundübel für die Missstände auf dem Hanauer
Arzneimittelsektor. Den fünf Apothekern stand das Wasser bis
zum Hals, zumal ihnen auch noch ein ortsansässiger Materia-
list und fahrende Quacksalber die Kunden abspenstig mach-

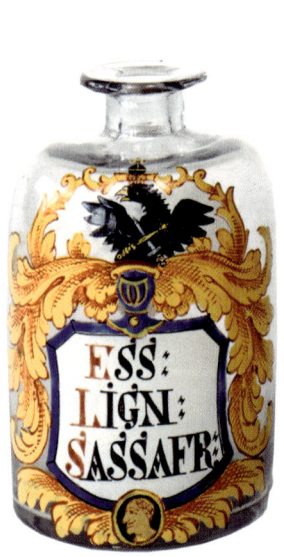
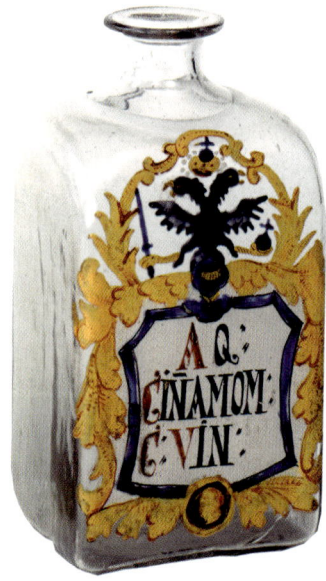

*Gefäße aus der Frankfurter Apotheke „Zum Goldenen Kopf" für die
blutreinigende Fenchelholzessenz (li.) und das beruhigende Zimtwasser
mit Weinzusatz, nach 1742.*

ten. Die beiden Gutachter empfahlen die Schließung von zwei Apotheken und die Herausgabe eines aktualisierten „Dispensatoriums". Abschließend brachte Senckenberg seine Lieblingsidee in Vorschlag und legte dem Landgrafen zur Hebung des Hanauer Gesundheitswesens die Bildung eines Collegium Medicorum ans Herz: „Es wäre hierbei", so die Doktoren Senckenberg und Weiss, „von dem Collegio Medicorum alles, was zum Nutzen und Verbesserung in hoc genere gereichen könnte, anzumerken und zu Papier zu bringen, noch mehrerer Vorteil aber vor das Publicum daher zu erwarten, wenn eine Verordnung gemacht würde, kraft welcher sämtliche Medici gehalten wären, wöchentlich einmal zusammen zu kommen, sich mit einander freundschaftlich von allerlei Vorfallenheiten e re medica universa [= aus dem ganzen Medizinwesen] zu unterreden und ihre Observata schriftlich zu verfassen, wie solches des jetzt regierenden Großen Königs von Preußen Majestät in Allerhöchst Deroselben durch den Druck publizierten Medicinal-Anstalten nebst mehreren andern guten Anordnungen beliebet hat, deren Vortrefflichkeit und Nutzbarkeit jedermänniglich in die Augen leuchtet."[123] Die nebenamtliche Tätigkeit als Leibmedicus endete für Senckenberg mit dem Tod des Landgrafen im Jahr 1760, den Titel eines landgräflichen Hofrats behielt er aber bis zu seinem eigenen Lebensende.

Für Elisabeth Goethe war die Geburt ihres Sohnes Johann Wolfgang eine schwere Entbindung. Noch in seinem autobiographischen Werk „Dichtung und Wahrheit" machte der 52-jährige Goethe die Hebamme Antonie Elisabeth de Held für die Komplikationen bei seiner Geburt am 28. August 1749 im Großen Hirschgraben verantwortlich: „[...] durch Ungeschicklichkeit der Hebamme kam ich für tot auf die Welt, und nur durch vielfache Bemühungen brachte man es dahin, daß ich das Licht erblickte."[124] Zeichnete sich eine schwere Geburt ab war die betreuende Hebamme verpflichtet, eine Kollegin zur Unterstützung hinzuzuziehen. Spitzte sich die Situation weiter zu, hatten die beiden Ammen eine die Geburtshilfe beaufsichtigende „Matrone" und in letzter Konsequenz einen Stadtarzt zu rufen. Die im Jahr 1703 erlassene und 1758 nur geringfügig veränderte Frankfurter Hebammen-Ordnung regelte bis 1764 in der Reichsstadt alles rund um das Thema Geburt. Die Leitung des Hebammenwesens lag bis 1728 beim Allgemeinen Almosenkasten und wurde im Verlauf des Verfassungskonflikts auf Betreiben der kaiserlichen Kommissare dem Sanitätsamt überantwortet. Bewerberinnen für eine freie Hebammenstelle hatten einen einwandfreien Lebenswandel und Charakterstärke nachzuweisen, des Schreibens und Lesens mächtig zu sein und „die natuerliche Beschaffenheit des Leibes einer Frauen/ in- und ausserhalb der Schwangerschafft/ ingleichen/ wie ein Kind im Mutterleib in seinem Haeutgen/ Gewaesser/ beschlossen und bewahret liege; wie des Kindes natuerliche Stellung; was die Nabel-Schnur/ Nachgeburt und dergleichen seyn/ wohl [zu] verstehen."[125] Die für eine Entbindung erforderlichen Handgriffe erwarben die Hebammen als Beiläuferinnen älterer erfahrener Geburtshelferinnen und durch selbst erlebte Mutterschaft. Das Können der Kandidatinnen für eine Hebammenstelle prüften die Physici ordinarii anhand eines 26 Fragen umfassenden Tests. Dabei fragten die Stadtärzte zum Beispiel nach dem richtigen Vorgehen bei Fehllagen oder bei Atemstillstand des Neugeborenen. Am Ende des Auswahlverfahrens wurde der neuen Amtsinhaberin der Hebammen-Eid abverlangt, jeder schwangeren Frau bei Tag und bei Nacht unverzüglich mit bestem Wissen beizustehen. Bei unverheirateten werdenden Müttern hatten sich die Hebammen nach dem Vater zu erkundigen und die uneheliche Schwangerschaft dem Rat zu melden. Ausdrücklich wurden die Ammen – im Jahr 1736 acht an der Zahl – davor gewarnt, sich der Beihilfe zur Abtreibung schuldig zu machen.

Vor Zwischenfällen bei einer Geburt war keine Hebamme gefeit. Der August 1749 war für Anna Dorothea Müller wohl einer der schwärzesten Monate während ihrer jahrzehntelangen Tätigkeit als Geburtshelferin in Frankfurt. Der Bürger und Spezereiwarenhändler Arnold Kissner erstattete am 29. August 1749 beim Sanitätsamt wegen eines Vorfalls bei der gut drei Wochen zurückliegenden Entbindung seiner Ehefrau Anzeige gegen Müller. Demnach hatte die Hebamme „bey Heraushohlung oder vielmehr Herausreissung der Nachgeburth aber derselben dermassen Eins versetzet, daß Sie überlaut zu schreyen angefangen: Herr Jesu! Frau Müllerin, was macht Sie.“ [126] Da sich die Plazenta nach der Geburt nicht vollständig gelöst hatte, musste die Hebamme mit den Fingern nachhelfen, was der jungen Mutter zusätzliche Qualen bereitete, zumal bei der Entbindung eine Schamlippe eingerissen war. Der zu Hilfe gerufene Chirurg Dauber erreichte die Rückbildung einer an der Lippe entstandenen Geschwulst, so dass er „das von der Amme gottloser weise in der untern Schaam loßgerissene Fleisch mit der Scheere hätte abschneiden können.“ [127] Kissner befürchtete die Empfängnisunfähigkeit seiner erst 18 Jahre alten Ehefrau und forderte eine Bestrafung der Hebamme. Bei der für den 23. September 1749 anberaumten Vernehmung Anna Dorothea Müllers vor dem Sanitätsamt führte der Physicus extraordinarius Johann Christian Senckenberg das Protokoll. Aus Sicht der Hebamme war die Geburt innerhalb von nur einer Viertelstunde nahezu reibungslos verlaufen. Die Behandlung der Geschwulst und des Risses gehörte nicht in ihren Zuständigkeitsbereich. Damit war der Fall offenbar erledigt, denn über eine Bestrafung Müllers ist nichts bekannt. Weniger glimpflich kam 1761 eine Kollegin Müllers davon. Wegen eines Kunstfehlers wurde die 61-jährige Hebamme Maria Elisabeth Kißner am 17. Juli 1761 mit Berufsverbot über zwei Monate und mit zweiwöchiger Haft im Kerker des Hospitals zum Heiligen Geist bestraft.[128]

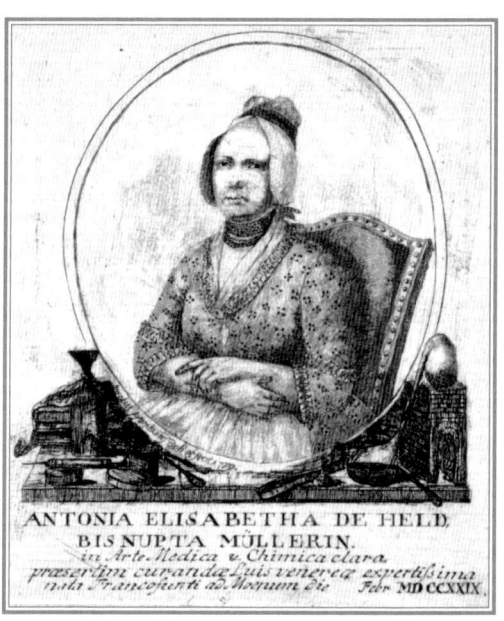

Porträt der Hebamme Antonie Elisabeth de Held, geb. Müller. Auf dem Tisch stehen Instrumente zur Geburtshilfe. Kupferstich, 1779.

Freud und Leid lagen beim Kinderkriegen dicht beieinander.
Auf die Geburt eines Kindes folgte nur allzu oft dessen vorzei-
tiger Tod. Über das Ausmaß der Säuglings- und Kindersterb-
lichkeit im Frankfurt des 18. Jahrhunderts liegen keine Zahlen
vor, doch naturgemäß war die Mortalität im ersten Lebensjahr
am höchsten. Richard van Dülmen beziffert in seinem Standardwerk „Kultur und Alltag in der Frühen Neuzeit" die
durchschnittliche Sterblichkeit im ersten Lebensjahr vorsichtig auf zwanzig bis dreißig Prozent aller Geburten. In der 1736
abgegebenen Stellungnahme zur Frankfurter Medizinalverfassung begründeten die Physici und die Medici ihre Forderung
nach einem Stadt-Accoucheur, allerdings ohne die Gesamt-
zahl der Geburten zu nennen, mit den rund fünfzig „unschuldige[n] Kindlein", die Jahr für Jahr bei der Entbindung verstarben.[129] Als im Dezember 1749 mit dem Bürger und Chirurgen
Georg Sigmund Schlicht tatsächlich ein Geburtshelfer in den
Dienst der Reichsstadt eingestellt wurde, führte Johann Christian Senckenberg in einer Tagebuch-Notiz diese Neuerung irr-
tümlich auf den Einfluss der Ehefrau des Stadtschultheißen,
Anna Margaretha Textor, zurück: „Die Stadtschultheissin
Textorin ist guten Theil schuld an dem Bestellen des Accoucheurs, da ihre Tochter Goethin unter Hebamme Müller lang
in der Geburt ausgehalten und das Kind vom langen Anstehn
ohne Wendung wegen Verzögerung der Blut-Circulation
schwarz im Gesicht kam. Dies sah sie auch in anderen Fällen,
da ward Schlicht Chirurgus accoucheur."[130] Schlicht hatte sich
als Chirurg auf das Gebiet der Geburtshilfe spezialisiert und in
Frankfurt und Umgebung einen Namen gemacht. In einem
Schreiben an den Rat klagte Schlicht im Juni 1743, dass er
häufig zu mittellosen Kreißenden gerufen werde, und bat um
die Einstellung in den Dienst der Stadt als fest besoldeter

Accoucheur. Die Ratsherren leiteten das Gesuch an das Sanitätsamt mit dem Auftrag weiter, bei der bevorstehenden Neuordnung des Medizinalwesens die Accoucheurfrage mit als
erstes anzugehen. Nach sechsjähriger Vorlaufzeit fiel Schlichts
Verpflichtung als Stadt-Geburtshelfer am 9. Dezember 1749
mehr zufällig in Goethes Geburtsjahr. Der Accoucheur unterstand dem Sanitätsamt und bezog ein recht üppiges Jahresgehalt in Höhe von 300 Gulden, wofür er auf Verlangen armen
und reichen Niederkommenden beizustehen hatte. Als Vorge-
setzter der Hebammen und Beiläuferinnen war Schlicht verpflichtet die Geburtshelferinnen mehrere Stunden pro Woche
zu unterrichten und bei Operationen und Geburten fortzubil-
den. Aus dem Kreis der Nachwuchschirurgen sollte der Stadt-
Accoucheur zwei geeignete Kandidaten in der Geburtshilfe
schulen. Obwohl Senckenberg von der hohen Kindersterb-
lichkeit durch den frühen Tod seiner Tochter Anna Margarethe und seines Sohns Erhard Jacob direkt betroffen war, sah er
in der neu eingerichteten Stelle eines Stadt-Geburtshelfers
keinen Fortschritt. Der Physicus extraordinarius nahm vor
allem daran Anstoß, dass der Accoucheur den Hebammen
auch bei normal verlaufenden Geburten Konkurrenz machte
und er sich den Familien mit Nachwuchs als Hausarzt
andiente.[131]

Senckenberg riet den Müttern zu, ihren Kindern selbst die
Brust zu geben und sie nicht von Säugammen gegen Bezahlung
stillen zu lassen. Die von dem Medicus Johann Philipp Burggrave in seiner 1751 veröffentlichten medizinischen Topographie der Reichsstadt getroffene Feststellung: „Wenige Frank-
furterinnen können ihre Kinder selbst stillen"[132],
kommentierte Senckenberg knapp: „Sie könnten wohl, wenn

sie nur wollten."[133] Mit Haut- und Geschlechtskrankheiten infizierte Säugammen bildeten einen zusätzlichen Risikofaktor für das Überleben der Neugeborenen. Zum Schutz der Kinder forderte Senckenberg strengere Gesundheitskontrollen für die Säugammen. Das Sanitätsamt verpflichtete den Chirurgen Johann Jacob Parrot 1764 zur Überwachung der Ammen. Gegen die vergleichsweise geringe Gebühr von zwanzig Kreuzern hatten sich die Säugammen, bevor sie anderen Müttern ihre Dienste anboten, einer eingehenden Untersuchung durch den vom Sanitätsamt beauftragten Chirurgen zu unterziehen.

Es hat die betrübte Erfahrung, leyder! nur allzuviel gezeiget, daß unschuldige Kinder, durch ungesunde, und mit ansteckenden, hauptsächlich aber venerischen Krankheiten, behafftete Säug-Ammen, öffters um ihre Gesundheit, und nicht selten um ihr Leben selbsten gekommen sind. Um diesem dahero entstehenden grossen Unglück ins künftige möglichst vorzubeugen, ergehet von seiten Löbl. Sanität-Amts an alle und jede Personen, welche denen Säug-Ammen Dienste zu verschaffen suchen, insbesondere aber an alle hiesige Heb-Ammen, deren Beyläufferinnen, und sämtliche Warthweiber, der ausdrückliche Befehl, hinführo, bey Straffe drey Gulden, keine Säug-Amme mehr in Dienste zu bringen, welche nicht zuvor, in Ansehung der Milch, als auch hauptsächlich ihrer Gesundheit, von dem hierzu von Löbl. Sanität-Amt angenommenen Chirurgo, Joh. Jacob Parrot, vorher gehörig besichtiget, und, daß sie nichts ansteckendes an sich habe, mit einem gedruckten und von demselben eigenhändig unterschriebenen Schein versehen sey. Zu gleichem heilsamen Endzweck soll von nun an nicht mehr erlaubet seyn, daß eine Säug-Amme, ohne gedachten Schein zu haben, in die hiesige wochentliche Nachrichten gesetzet werde. Und da das Wohl des gemeinen Wesen hierdurch einzig und allein befördert werden soll, so zweiffelt Ein Löbliches Sanität-Amt um so weniger, daß alle diejenige, welche inskünfftige Säug-Ammen nöthig haben, keine, als nach geschehener Besichtigung, annehmen, und folglich sich selbsten vor Schaden zu hüten wissen werden. Franckfurt den 4. Septemb. 1764.

Sanität-Amt.

„Jede Weibs-Person", heißt es in der am 4. September 1764 für den Chirurgen erlassenen Instruktion, „so ein Kind traencken will, sie seye verheurathet oder ledigen Standes, soll an ihrem gantzen Leibe von dem Chirurgo besichtiget werden. Er muß dahero ihr Angesicht, Mund, Nase, Haaren und Brueste, wohl betrachten, ob solche nichts Verdaechtiges an sich haben. Zuvorderst aber soll er ihre Geburths-Theile, vaginam uteri, die Weichen und den After, sowohl befuehlen als auch sehen, ob nicht etwan Zeichen einer venerischen Kranckheit an denselben zu bemercken seyen."[134] Das Gesundheitszeugnis des Chirurgen war zugleich die Lizenz der Amme.

Totgeburten standen im Verdacht der Abtreibung oder des Kindsmordes und wurden routinemäßig von den Stadtphysici untersucht. Der Fall der Christine Sibylle Tuchscherer beschäftigte im Jahr 1765 das Sanitätsamt gleich mehrfach. Die 36-jährige unverheiratete Bürgerstochter hatte ihre Schwangerschaft verheimlicht und in der Nacht des 24. Februar 1765 ohne die Hilfe einer Hebamme ein Mädchen zur Welt gebracht. Von der Wirtin zwei Tage später wegen des aus ihrer Kammer dringenden Verwesungsgeruchs zur Rede gestellt, offenbarte Tuchscherer ihr die noch im Bett liegende Babyleiche. Auf die Anzeige der Wirtin wurde Christine Sibylle sofort verhaftet und in einer Zelle des Hospitals zum Heiligen Geist eingesperrt. Ins Verhör genommen gestand Tuchscherer, dass sie das Neugeborene gleich nach der Niederkunft, als es zu Schreien anfing, erstickt hatte. Im Rahmen der vom Rat angeordneten Obduktion des toten Kindes konstatierten die Physici und die Chirurgen eine nicht abgebundene Nabelschnur und anhand der so genannten Lungenschwimmprobe, dass eine Lebendgeburt vorlag. Bei der Schwimmprobe wurde die Lunge des Neugeborenen in eine mit Wasser gefüllte Schüssel getaucht. Schwamm die Lunge, so enthielt das Organ Luft und das Kind hatte demzufolge geatmet und gelebt. Der Verteidiger der wegen Kindsmordes angeklagten Tuchscherer plädierte in dem Verfahren auf Unzurechnungsfähigkeit seiner Mandantin und benannte mit Ulrich Christ, einem ehemaligen Dienstherren, und mit der leiblichen Schwester der Angeklagten zwei Zeugen, die aussagten, dass die Delinquentin „im Kopfe nicht richtig sey."[135] Der Rat bestellte daraufhin bei den Physici ein Gutachten, das Auskunft darüber geben sollte, ob bei Tuchscherer tatsächlich „Melancholie" und somit ein Grund zur Strafminderung vorlag. Die Stadtärzte Cornelius Gladbach, Johann Christian Senckenberg, Philipp Bernhard Pettmann und der Extraordinarius Johannes Grammann befragten daraufhin am 22. Juli 1765 Christine Sibylle Tuchscherer in ihrer Spital-Zelle und zogen darüber hinaus Erkundigungen über ihr bisheriges Leben ein. Der Fall wird insbesondere bei dem Physicus ordinarius Senckenberg, der ursprünglich mit einer Arbeit „Über die Schwermut oder über Verirrungen des Geistes" promovieren wollte, großes Interesse geweckt haben. Der Befund der Stadtärzte war eindeutig und schloss eine Melancholie bei Tuchscherer aus: „Denn da die Melancholie", so die Amtsärzte, „in einer Verwirrung des Verstandes ohne Fieber, mithin in einem verderbten Zustand, der Urtheilungskrafft so wohl als des Gedächtnüß bestehet, so sind Wir nicht vermögend dieselbe vor melancholisch zu erkennen, indem inquisitin, so wohl bey Vernunfft als gutem Gedächtnüß sich gegenwärtig befindet."[136] In ihrer Stellungnahme verneinten die Physici eine verminderte Zurechnungsfähigkeit der Angeklagten. Gleichwohl legten die Mediziner den Ratsherren nahe, Tuch-

scherer aufgrund ihrer erdrückenden Armut und ihres schlichten Gemüts nicht mit der ganzen Härte des Gesetzes zu bestrafen. Das vom Frankfurter Rat bei der juristischen und der
medizinischen Fakultät der Universität Göttingen eingeholte
Gutachten gab ebenfalls die soziale Komponente des Kapital-
verbrechens zu bedenken: „Wir halten demnach dafür", so die
Göttinger Medizinprofessoren, „daß eine große durch Armuth
hervorgebrachte Verzweifelung bey dem natürlich schwachen
Verstande, den sie jederzeit bezeiget, und bey der angebohrnen
störrischen Gemüths Art sie lediglich zu dem Vorsatze, ihr
Kind umzubringen, gebracht habe."[137] Die Frankfurter Ratsherren ließen Milde walten und verurteilten die Kindsmörde-
rin Tuchscherer am 4. November 1765 nicht zum Tod, sondern zu lebenslänglicher Haft im Armen-, Waisen- und
Arbeitshaus. Als Gegner der Todesstrafe wird Johann Christian Senckenberg das Strafmaß begrüßt haben.[138]

Die Chirurgen zählten zu den tragenden Säulen des frühneuzeitlichen Gesundheitswesens. Aufgrund ihrer praktischen
Fähigkeiten nahm das Gros der Bevölkerung die Dienste der
nicht akademisch ausgebildeten, auch als Barbiere oder
Wundärzte bezeichneten Chirurgen gerne in Anspruch. Die
Teilung in äußere und innere Medizin, in Barbiere und Ärzte
war ein Ergebnis des Konzils von Tours im Jahre 1163. Das
Konzil verbot den Mönchsärzten des Hochmittelalters, chirur-
gische Eingriffe vorzunehmen. Die Trennung der Disziplinen
beendete in Frankfurt am Main erst die „Neue Medizinal-Ord-
nung" im Jahr 1841, indem sie verfügte, dass die „Wundarznei-
kunst" nicht länger von Chirurgen, sondern von Ärzten auszu-
üben sei. Im Januar 1747 bestätigte der Rat die Höchstzahl
von zwanzig in einer Innung zusammengeschlossenen Chirur-

gen für die Reichsstadt.[139] Die Ausbildung zum Chirurgen umfasste eine dreijährige Lehrzeit und eine achtjährige Wanderschaft als Geselle. Das Meisterstück bestand aus der Anfertigung von jeweils drei unterschiedlichen Salben und Pflastern sowie der Ablegung eines von den vier Geschworenen der Innung geleiteten Examens über die Diagnose und die Behandlung von Verletzungen. Im Anschluss an die bestandene Meisterprüfung und den geleisteten Bürgereid durfte der Chirurg sein Handwerk in der Stadt Frankfurt ausüben. Nach der Medizinalordnung von 1743 waren Chirurgen befugt, zur Ader zu lassen und alle offenen Wunden, Geschwüre, Haut- und Geschlechtskrankheiten sowie Brüche und Gelenkschäden zu behandeln. Ob dieser Auflistung menschlicher Leiden ist die Erwartung an das Profil der Persönlichkeit des Wundarztes, dass er über einen „dafferen man(n)lichen vn(d) vnerschrockene(n) Muth"[140] verfüge, mehr als berechtigt. Zum Schutz der Patienten vor Übervorteilungen enthielt die Medizinalverfassung eine Tax-Ordnung, die beispielsweise das Honorar für die Schienung eines Armbruchs auf sechs und für die Amputation eines Unterschenkels auf 24 Gulden festlegte. Die Höhe der Vergütung war erfolgsabhängig, denn „so der Patient matt und gar stirbt, gibt man die Helfft."[141] Johann Christian Senckenbergs 1773 aufgestelltes Nachlass-Inventar listet zwar eine „amputations Säge cum annexis"[142] auf, dass er sie auch gebraucht hat, ist jedoch kaum anzunehmen.

Seit 1740 wurden als Fortbildungskurse für Chirurgen, Ärzte und Hebammen in einem auf Kosten der Stadt angemieteten Nebenraum des Gasthofes „Zum Elephanten" in der Friedberger Gasse von dem Pionier der Zergliederungskunst in Frankfurt, Johann Jacob Grambs, Vorlesungen zur Anatomie abge-

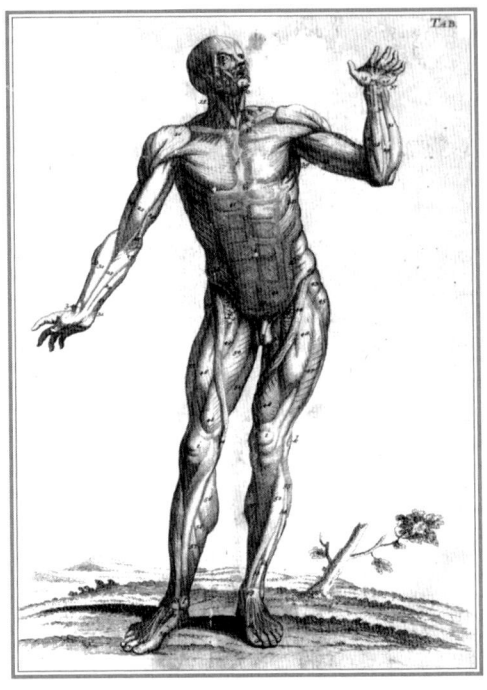

Anatomische Tafel von Gottfried Wilhelm Müller
(1709 – 1799). Müller hielt als Frankfurter Arzt
Vorlesungen in der Anatomie-Kammer des Gasthofes
„Zum Elephanten". Kupferstich, 1769.

halten. Nach Grambs Berufung in den Rat übernahm 1741
vorübergehend der Medicus Cornelius Gladbach und
anschließend für dreieinhalb Jahrzehnte Gottfried Wilhelm
Müller den oft unter Mangel an Leichenmaterial leidenden
anatomischen Unterricht in der provisorischen Anatomie-
Kammer des Gasthofs. „Es ist ferner nicht", erklärte der um die
Anatomie in Frankfurt hochverdiente Müller 1771 in einer
Eingabe an den Rat, „die Nachlässigkeit derer sich zeithero der

Anatomie unterzogen habender Medicorum Schuld, daß seit
zwei Jahren keine Sectiones cadaverum vorgenommen worden, da aller Bemühungen ohngeachtet an denen von Einem
Hochedelen und Hochweisen Rath nach dem hier beiliegen-
den Concluso vom 14. Dezember 1747 angewiessenen Orten,
nemlich aus dem Armen-, Waysen- und Arbeitshause, noch
Lazaret noch weniger Hospitall kein qualifizirtes Subjectum
seit benahmter Zeit zu erhalten gewesen ist; Hingegen im vorigen Jahren bei erhaltung mehrerer Cadaverum desto eifriger
solches institutum betrieben worden. Indessen haben die anatomischen Demonstrationes niemals stille gestanden und Herr
Dr. Nordmann und Herr Dr. Behrends haben alle Winter die
Osteologie an trocknen und meistens in der Anatomie-Kammer gesammelten Knochen und Sceletis öffentlich mit vielem
applausu demonstriret, nicht zu gedenken derer andern Colle-
giorum die sie daselbst den Jungen Chirurgis auch zu andern
Jahreszeiten vorgelesen haben."[143]

Die Frankfurter Frühjahrs- und Herbstmessen haben sich zu
keiner Zeit auf das Kaufen und Verkaufen von Handelsgütern
beschränkt. Schon während der frühen Neuzeit nahm die
Ordnungspolitik des Rates Rücksicht auf die Messfreiheit,
und daher war mit der Ankunft des internationalen Messepub-
likums in der Reichsstadt vieles erlaubt, was außerhalb der
dreiwöchigen Messezeit verboten war. Zum Leidwesen ansäs-
siger Ärzte, Chirurgen und Apotheker zeigte sich der Rat im
Vorfeld der Messen großzügiger in der Vergabe zeitlich befris-
teter Aufenthaltsgenehmigungen für fahrende Operateure
und Quacksalber. Unermüdlich beantragten die geschworen-
nen Vertreter der Barbier-Innung beim Rat die Ausweisung
unbequemer Konkurrenten. Die fremden Augen- und Zahn-

ärzte versprachen ihrer gutgläubigen Kundschaft das Blaue
vom Himmel. In den seit 1722 veröffentlichten „Wochentli-
che(n) Franckfurter Frag- und Anzeigungs-Nachrichten"
häuften sich zu den Messezeiten die von reisenden Quacksalbern aufgegebenen Inserate. Die Anzeigen und zusätzlich verteilten Handzettel enthielten oftmals absolut unglaubwürdige
Ankündigungen, wie zum Beispiel die des „Oculisten" Joseph
Hillmer, der in der Herbstmesse 1746 dazu einlud, „zuzu-
schauen, wie er stockblinde sehend machet, mehrenteils mit
seinem geheimen Augengeist in einer Minute."[144] Fast jeder
Operateur hatte diverse Augenwasser, Pulver oder Salben von
zweifelhafter Wirksamkeit im Gepäck, die das Publikum für
teures Geld erwerben konnte. Das Vorgehen des Sanitätsamts
gegen die fragwürdigen Wundermittel, die sowohl bei Binde-
hautentzündungen oder Gerstenkörnern als auch bei Trübun-
gen der Augenlinse helfen sollten, glich im 18. Jahrhundert
einem Kampf gegen Windmühlen. Als nach der Herbstmesse
1746 der fahrende Augenarzt Hillmer weiter in der Stadt
praktizierte, appellierten die Chirurgen am 10. November
1746 an den Rat, den „Stümper" auszuweisen. Die Wundärzte
belasteten Hillmer mit den Vorwürfen, dass seine Augenope-
rationen nur vorübergehende Linderung des Stars bewirkten
und dass er Fehldiagnosen gestellt habe. Verallgemeinernd
fügten die Beschwerdeführer empört hinzu, dass die fahrenden Operateure ohnehin nur „betrügerisch das Geld aus der
Stadt schleppen."[145]

Um Betrug zu unterbinden, zitierte das Sanitätsamt am Mitt-
woch der ersten Messewoche alle fremden Operateure und
Quacksalber mit ihren Zeugnissen und Heilmitteln zur Visitation auf den Römer. Die Stadtphysici beurteilten die Qualifi-

kation des Neuankömmlings und die Qualität der oftmals
gleich mit feilgebotenen Heilmittel, woraufhin der Rat dem
fahrenden Operateur entweder eine befristete Aufenthaltserlaubnis erteilte oder ihn der Stadt verwies. Die Medizinalordnung von 1743 ermahnte die fremden Heilkundigen, nicht
mit den ortsansässigen Chirurgen und Apothekern ins Gehege
zu kommen, und enthielt eine Gebührenordnung, die zum
Beispiel das Stechen des Stars an einem Auge auf zehn Gulden
festsetzte. Die ansonsten ihre Einnahmequellen mit Argusau-
gen bewachenden Ärzte und Chirurgen überließen den „Oculisten" das lukrative Feld der Augenkrankheiten nicht ohne
Hintergedanken: Die Behandlung des Sehorgans war in der
frühen Neuzeit aufgrund des Entwicklungsgrades der Augenheilkunde mit extrem hohen Risiken und eher geringen
Erfolgsaussichten behaftet.[146]

Johann Vogel aus Hohenlohe-Vettelbach war einer der regelmäßig zu den Frankfurter Messen anreisenden Operateure und
Zahnärzte. Nachdem Vogel sich beim Sanitätsamt angemel-
det, die Arzneien vorgelegt und eine Prüfungsgebühr von drei
Gulden beglichen hatte, stellte der Physicus primarius, Le
Cerf, ein den Aufenthalt zur Herbstmesse 1747 befürworten-
des Zeugnis aus. Auf der Grundlage dieses Gutachtens erteilte
der ältere Bürgermeister mit der Ermahnung, „sich der Ausge-
bung aller andern innerlichen Medicamenten"[147] zu enthalten,
einen Tag später am 9. September 1747 die Erlaubnis, während der drei Messewochen zu praktizieren. Zur Beförderung
der Geschäfte brachte Vogel sofort ein gedrucktes Werbeblatt
in Umlauf. In der Werbeschrift verwies Vogel darauf, dass er
seit zwanzig Jahren in der Branche der „Kunst- und Kraeuter-
Artzney" reüssiert, über 230 Personen den Star gestochen

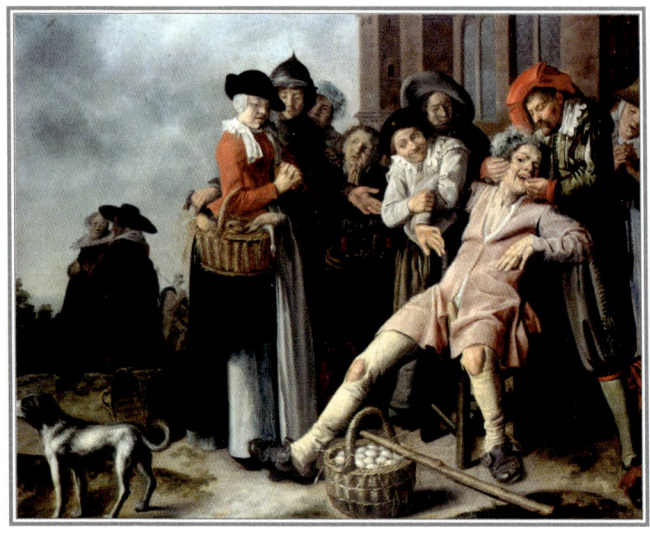

Umgeben von Schaulustigen behandelt ein Zahnarzt seinen Patienten unter freiem Himmel. Gemälde von Jan Miense Molenaer, 1630.

sowie Erkrankungen des Gehörs geheilt habe. Als Dentist versprach Vogel, faule Zähne zu ziehen, hohle zu füllen und gelbe zu reinigen; zudem offerierte er einen Balsam, der „wacklende Zaehn vest machet/ und vertreibet allen ueblen Geruch/ bringet auch wider das verlohrne Zaehn-Fleisch/ daß es vest an denen Zaehnen anliget."[148] Die im Mai 1755 aufgedeckten Verfehlungen eines Kollegen von Vogel waren Wasser auf die Mühlen der Stadtärzte, die ein generelles Verbot fremder Operateure und Quacksalber anstrebten. Der 48-jährige Weinschröter[149] Friedrich List hatte am Abend des 10. Mai 1755 über Unwohlsein geklagt und, als sich keine Besserung einstellte, eine in der Frühjahrsmesse von dem aus Mecklenburg stammenden Zahnarzt Conrad Meyer unterm Ladentisch verkaufte Abführpille eingenommen. Nachdem List noch in der

Nacht starken Durchfall bekommen und mehrfach Galle und
Blut erbrochen hatte, starb er am Nachmittag des 11. Mai
1755. Die von den geschworenen Chirurgen unter Aufsicht
der Stadtärzte Le Cerf, Gladbach, Senckenberg und Thomas
im auf dem Klapperfeld gelegenen Wohnhaus des verstorbenen List vorgenommene Sektion des Leichnams führte zu dem
Befund, „daß gedachte Pille aus drasticis u(nd) corrosivis
ingredientibus zusam(m)engesetzt gewesen, u(nd) diesem
ohnehin etwas schwächlichen Subjecto umb so leichter den
Todt zuziehen kön(n)en. Wobey das vergehen des Meß-Artz-
tes umb so strafbarer ist, weilen ihme expressis Verbis von
löbl(ichem) Officio Sanitatis verbotten gewesen Medica-
menta interna auszugeben."[150]

Mit ihrem Vorschlag, die Stadt grundsätzlich für fremde Operateure und Quacksalber zu sperren, fanden die Stadtärzte trotz
des Todesfalls beim Rat kein Gehör. Die Stadtregierung erneuerte lediglich die aus dem Jahr 1624 stammende Ratsverordnung, derzufolge Arzneimittel in Frankfurt nur nach Prüfung
und mit Erlaubnis des Sanitätsamtes feilgeboten werden durften. Darüber hinaus untersagte es der Rat, ohne Einverständnis der Stadtärzte Anzeigen für Medikamente in den Zeitungen zu schalten. Die Politik der Ratsherren war jedoch
halbherzig, da sie selbst die strikte Einhaltung der Arzneimit-
telkontrollen untergruben, indem sie am Sanitätsamt vorbei
einigen Handelsleuten den Weiterverkauf der Halleschen, der
Hamburgischen und der kaiserlich privilegierten Medikamente genehmigten. Als der Rat auf die wiederholt vorge-
brachten Bedenken seitens der Physici in Bezug auf die erneut
eingerissenen Missstände im Arzneimittelwesen nicht ein-
ging, distanzierten sich die Stadtärzte im März 1761 in einer

viermalig in den „Franckfurter Frag- und Anzeigungs-Nachrichten" eingerückten Anzeige von der Laisser-faire-Haltung der Stadtväter. „Nachdem unterzeichnete", so die von Johann Christian Senckenberg mit verantwortete Erklärung, „zu Visitation derer Apotheken und sonsten allhier feilseyenden Medicamenten gesetzmäßig verordnete Physici ein Zeit her [haben] wahrnehmen müssen, daß in öffentlichen Zeitungen vielerley sogenannte Arcana und Medicamenten unter prahlerischen und verführerischen Tituln, mit angeblichen wunderbaren Würkungen, auch über das unter dem Zusatz von Obrigkeitlicher Verwilligung sowohl in als außer denen Messen dem Publico angeboten werden: Als haben Dieselben vor nöthig erachtet, sich hiermit publice gegen allen hierdurch entstehenden Schaden an derer leichtgläubigen Gesundheit und Vermögen feierlichst zu verwahren und zu verhüten, damit nicht jemand induciret werde zu glauben, als ob Physici von dieser prätendirten Medicamenten ingretientibus und Würckung gehörige Cognition genommen und dazu ihre Approbation gegeben haben, und mithin das dadurch entstehende Unheil ohne ihre Schuld auf ihre Rechnung gebracht werden möge."[151] Die Ratsherren missbilligten das eigenmächtige Handeln der Stadtärzte und verboten die weitere Publikation der Anzeige. Meinungsverschiedenheiten bestanden zwischen den Stadtvätern und den Physici auch über andere Punkte im Frankfurter Gesundheitswesen.

Dass der Rat im Februar 1747 den jüdischen Arzt Daniel Meyer zur „Stättigkeit" aufnahm und ihm als vierten Medicus die Niederlassung in der Judengasse erlaubte, war ganz und gar nicht im Sinne der christlichen Stadtärzte. Die Physici Le Cerf, Starck, Gladbach und Senckenberg erhoben sofort Ein-

spruch, indem sie daran erinnerten, dass in der Vergangenheit
niemals mehr als drei Ärzte in der Judengasse praktiziert hätten und dass es in der jüdischen Gemeinde gar nicht genügend
Patienten gäbe, um einen vierten Mediziner zu beschäftigen.
Die Physici erfüllte mit Sorge, dass sich nicht ausgelastete
jüdische Ärzte außerhalb des Ghettos betätigten und den „vielen jungen Christen-Medicis die Ihnen eigentlich zukom-
mende praxin vorm Munde"[152] wegschnappten. Die das Aufenthaltsrecht der Juden in Frankfurt regelnde „Stättigkeit"
enthielt keine Angaben zur Anzahl der Ärzte. Im Gesundheitswesen der jüdischen Gemeinde war an führender Position der
drei Spitäler verwaltende Hospitalmeister tätig. Der Hospital-
leiter, die Krankenwärter, eine Hebamme sowie in der Regel
drei Ärzte gehörten zu den unteren Gemeindeangestellten.
Über direkte Beziehungen Johann Christian Senckenbergs zu
Bewohnern der Frankfurter Judengasse ist nichts bekannt.

Von dem an der Wassersucht erkrankten Frankfurter Juden
Isaak Goldschmidt um Hilfe gebeten, war der Arzt Daniel
Meyer im Frühjahr 1745 von Wetzlar an den Main gereist. Im
Anschluss an Goldschmidts Behandlung zog Meyer nach
Bonn, von wo aus er im Spätsommer 1745 im Gefolge des
Kölner Erzbischofs und Kurfürsten, den er wegen einer
Schleimhautentzündung ärztlich betreute, zur Wahl und Krö-
nung Kaiser Franz I. in die Reichsstadt Frankfurt zurückkehrte.
Während seines zweiten Aufenthalts in Frankfurt schloss
Meyer mit der Witwe des Juden Aaron Lazarus den Bund der
Ehe. Zum privaten Glück kam der berufliche Erfolg, denn die
Baumeister der jüdischen Gemeinde stellten Meyer mit einem
Jahresgehalt von 300 Gulden als Arzt ein. Weil sich Meyer
gegenüber dem Rechneiamt bei der Meldung zur „Stättigkeit"

nicht eindeutig als Medicus zu erkennen gegeben hatte, prak-
tizierten 1746 mit einem Mal vier Ärzte in der Judengasse. In
der Ratssitzung vom 28. Februar 1747 stand das Problem des
vierten jüdischen Arztes erneut auf der Tagesordnung. Die
Ratsherren erwiesen den Physici zwar nicht den Gefallen,
Daniel Meyer aus der Stadt zu weisen, wollten aber „pro futuro
mehr nicht, alß drey Juden Medicos hier gestatten, und alßo
einen absterben laßen.“[153] Die Beschränkung auf drei jüdische
Ärzte bestand bis zur Errichtung des Großherzogtums Frankfurt im Jahre 1810. Das Verhältnis der christlichen Physici und
Medici zu den jüdischen Ärzten war sowohl von Konkurrenzneid als auch von religiös motiviertem Standesdünkel geprägt.
So sträubten sich die Stadtärzte mit Händen und Füßen dagegen, dass der jüdische Arzt Daniel Meyer bei seiner Examinie-
rung vor dem Sanitätsamt auf einem Stuhl Platz nehmen
durfte. Auf den im August 1748 vom Rat getroffenen versöhn-
lichen Beschluss, Meyer aufgrund seiner hohen Empfehlungen
doch ausnahmsweise im Sitzen zu prüfen, reagierten die Physici
Le Cerf, Starck, Gladbach und Senckenberg gereizt: „Höchst
schimpflich und wohl fast unglaublich, wie nur zugemuthet
werden dürfte, wenn ein ehrlicher Christlicher Medicus sich
einem Jüdischen gleich setzen lassen müste.“[154] Die Stadtärzte
begründeten das Beharren auf ihrem Standpunkt unter Hinweis auf das letzte Kapitel der Frankfurter Medizinalordnung
„Von allerhand betrueglichen und Geldsuechtigen Winckel-
Aerzten“, in dem jüdische Mediziner mit Scharfrichtern und
Schwarzkünstlern über einen Kamm geschoren wurden. Auf
keinem anderen städtischen Amt, so die um ihren Ruf besorgten Physici, dürften Juden ihre Anliegen sitzenderweise vor-
bringen. Ob Daniel Meyer sein Examen schließlich im Sitzen
oder im Stehen absolviert hat, ist leider nicht überliefert.

Die Stadtärzte fühlten sich und die Arbeit des Sanitätsamts vom Rat nicht gebührend gewürdigt. Für die Geringschätzung des Sanitätsamts war die Anfang 1742, als wegen der Wahl und Krönung Kaiser Karls VII. in der Stadt allenthalben großer Raummangel herrschte, erfolgte Zweckentfremdung der „Sanitäts-Stube" im Römer durch das Kuratelamt symptomatisch. Das heimatlose Sanitätsamt bat 1745 um die Rückgabe der Amtsstube im Rathaus und beantragte zugleich die Bewilligung eines Aktenschranks und die Abordnung eines Schreibers zur Führung der Sitzungsprotokolle. Die Stimmung zwischen den Physici und den Ratsherren blieb auch nach der Einrichtung einer neuen „Sanitäts-Stube" gereizt, da die Stadtväter nach Belieben vom Sanitätsamt abgelehnten Messe-Ärzten befristete Aufenthaltsgenehmigungen erteilten, wobei für die Konzessionen in der Regel Bestechungsgelder geflossen waren. Johann Christian Senckenberg ärgerte sich über die Ignoranz der meisten Ratsherren dermaßen, dass er zeitweilig mit dem Gedanken spielte, das Physicus-Amt niederzulegen. Dabei war Senckenberg vom Sanitätsamt als Segen bringender Einrichtung zutiefst überzeugt und redlich bemüht, die Reform des Frankfurter Medizinalwesens wieder in Gang zu bringen.[155] Als der Rat am 9. Dezember 1749 Georg Sigmund Schlicht über die Köpfe der Stadtärzte, die dem Chirurgen die Eignung als Lehrer der Hebammen abgesprochen hatten, hinweg zum Stadt-Accoucheur ernannte, brachte das für die Physici das Fass zum Überlaufen. In einem geharnischten, nicht formgerecht unterzeichneten Schreiben an den Rat verwahrten sich die Amtsärzte gegen ihre Nichtbeachtung bei der Vergabe der Geburtshelferstelle und kündigten eine Eingabe an den Kaiser an. „Demnach geraume Jahre her", klagten die Stadtärzte in dem Protestbrief an die Ratsher-

ren, „bey so großem Verfall des Sanitaets-Wesens in hiesiger
Stadt, die zur Aufsicht über dieses Geschäffte mit einem theu-
ern Eid verbundene Stadt-Physici bey Einem HochEdlen und
Hochweisen Rath vielfältig ihre pflichtmässige Vorstellungen
zu desselben Verbesserung gethan, aber leider! statt gehoffeter
Erhörung, zu welcher jedoch Ein HochEdler Rath durch Aller-
höchste Kayserliche Rescripta mehrmahlen angewiesen worden, bis hirher das Widerspiel erfahren müssen, also zwar, daß
das Officium Sanitatis nicht nur nicht gebessert, sondern täglich in mehreren ruin gesetzt worden."[156] Ohne auf den Inhalt
der Eingabe einzugehen, wies der Rat den „Zettul" der Stadtärzte wegen der „unartigen, ehrenrührigen und calumniösen
Ausdrückungen"[157] zurück. Vor den Älteren Bürgermeister
zitiert, blieben die drei Physici Le Cerf, Starck und Gladbach
dabei, den Kaiser über die Missstände im Gesundheitswesen
der Reichsstadt benachrichtigen zu wollen. Die Verantwortung für Form und Wortwahl des Protestbriefs schoben die drei
etablierten Amtsärzte auf den Physicus extraordinarius Johann
Christian Senckenberg.

Den „völligen Umsturz des Löbl(ichen) Officii Sanitatis"[158]
befürchtend, wendeten sich im März 1751 die Stadtärzte ein
weiteres Mal mit einer Beschwerdeschrift an den Rat. Darin
baten die Physici um die Untersuchung eines Vorgangs während der Frühjahrsmesse 1749, als der Kanzleischreiber Die-
fenbach dem fahrenden Operateur und Zahnarzt Kindleb
gegen Zahlung eines Reichstalers eigenmächtig eine befristete
Konzession ausgefertigt hatte. Darüber hinaus bewegte nach
wie vor der Fall des jüdischen Arztes Daniel Meyer die Gemü-
ter. Aufgrund der offenen „Stuhlfrage" behandelte Meyer
inzwischen Patienten inner- und außerhalb der Judengasse,

ohne das Examen vor dem Sanitätsamt abgelegt zu haben. Am meisten wurmte die Physici aber der Umstand, dass der ohne ihre Zustimmung vom Rat als Stadt-Geburtshelfer eingestellte und dem Sanitätsamt untergeordnete Chirurg Schlicht mit 300 Gulden ein deutlich höheres Jahresgehalt bezog als sie selbst. Der Rat ging dem Vorfall in der Stadtkanzlei nach, dem 1755 und 1761 erneuerten Antrag der Amtsärzte nach einer Gehaltserhöhung wurde indessen nicht stattgegeben. Mit dem im Oktober 1755 unterbreiteten Vorschlag, die Stelle eines Referenten für das Gesundheitswesen einzurichten, fanden die Physici bei den Ratsherren kein Gehör, obwohl es für die personelle Verstärkung gute Gründe gab: „Weilen nun unter dieser Arbeit", argumentierten die Stadtärzte für die Schaffung einer Referentenstelle, „die Acten zusehens anwachsen und derer an Hochlöbl(iche) Rathschlagung verwiesenen Sachen sehr viele werden, welcher nicht geringer werth vor das beste des publici allerdings eine reiffe Überlegung und auch mögliche Bescheinigung erfordert."[159] Der Meinungsführer im Rat, der Schöffe Friedrich Maximilian von Lersner, erwies sich in Bezug auf Neuerungen im Frankfurter Gesundheitswesen als Bremser. Den anderen Ratsherren in puncto staatsmännischer Begabung und Gewandtheit deutlich überlegen, betrieb das Mitglied der Patriziergesellschaft Alten-Limpurg insgesamt eine rückwärts gerichtete Politik und hatte 1743 auch beim Scheitern der Reform der Medizinalordnung seine Hände im Spiel. Zwischen Lersner und seinem Hausarzt Johann Christian Senckenberg kam es 1746 nach einer heftigen Aussprache über die Zustände im Gesundheitswesen der Reichsstadt zum Zerwürfnis. Im Jahr 1746, da Senckenberg alle Beziehungen zu Lersner abbrach, sorgte der Schöffe dafür, dass Johann Erasmus Senckenberg einen Sitz im Frankfurter Rat bekam.[160]

Erasmus war das schwarze Schaf der Familie Senckenberg. Der 1717 geborene Studienabbrecher hatte sich als Autodidakt ein umfassendes juristisches und historisches Wissen angeeignet und galt, ohne dass er offiziell unter die Advokaten seiner Vaterstadt aufgenommen wurde, als einer der fähigsten Rechtsanwälte Frankfurts. Die Patriziergesellschaft Alten-Limpurg betrieb 1745 die Umwandlung der Kann-Bestimmung, dass sich bis zu 14 Limpurger unter den 28 Ratsherren der ersten und zweiten Ratsbank befinden durften, in eine Muss-Bestimmung. Die Beweisführung, dass es sich dabei um ein historisches Anrecht handelte, sowie die Abfassung einer Denkschrift an den Kaiser übertrug die Patriziergesellschaft Johann Erasmus Senckenberg. Der Rechtsberater erhielt Zugang zum Archiv und Einblick in die Interna der Limpurger. Senckenberg missbrauchte das in ihn gesetzte Vertrauen und fertigte heimlich Abschriften von brisanten Archivalien an. Von seinem einflussreichen Bruder Heinrich Christian und dem Kopf des Frankfurter Patriziats Friedrich Maximilian von Lersner protegiert, wurde Johann Erasmus am 5. September 1746 in den Rat der Reichsstadt gewählt. Das neue Ratsmitglied wandte sich jedoch schon bald gegen seine ehemaligen Förderer und bekämpfte mit allen Mitteln die Vormachtstellung der adeligen Alten-Limpurger im Rat. Johann Erasmus entpuppte sich nach dem Urteil seines Biographen Georg Ludwig Kriegk als der „größte Rabulist, der jemals in Frankfurt gelebt hat."[161] Senckenberg attackierte den Rat immer aufs Neue, warf den Kollegen, teilweise zu Recht, Unfähigkeit, Korruption und andere Verfehlungen vor und schlug dabei einen äußerst beleidigenden Ton an.

Die despotische Natur und den unmoralischen Lebenswandel Erasmus' führte Kriegk auf den ungünstigen Einfluss der Mut-

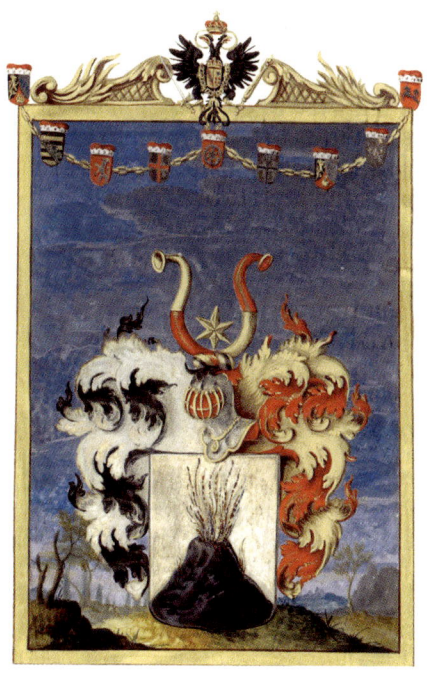

Adelswappen für den 1751 von Kaiser Franz I. in den Freiherrnstand erhobenen Erasmus von Senckenberg. Das von einem Turnierhelm bekrönte Wappen zeigt einen sengenden Berg.

ter zurück. Anfang 1747 verursachte Senckenberg einen Skandal, indem er eines Nachts seine Köchin Johanna Maria Katharina Agricola gegen ihren Willen schwängerte. Als der Vergewaltiger die Zahlung einer Entschädigung und die geforderten Alimente verweigerte, zeigte ihn die unglückliche Mutter vor dem Konsistorium an. Senckenberg suchte den Verdacht auf einen Bediensteten abzuwälzen und beschuldigte im Gegenzug die Köchin Agricola der Anstiftung zum Mord. Der Untersuchungsbehörde legte Senckenberg gefälschtes Beweismaterial vor, doch der Winkelzug wurde durchschaut und der Ratsherr als Betrüger entlarvt. Obwohl das Fälschungsdelikt die Handhabe bot, den unliebsamen Kollegen aus dem Rat zu verstoßen, blieb Senckenberg weitere zwölf Jahre in Amt und Würden. Kaiser Franz I. erhob ihn trotz des Makels 1751 in den Freiherrnstand. Die Überlegenheit in juristischen und stadtgeschichtlichen Belangen und die Androhung, das Patriziat vor der Bürgerschaft und dem Kaiser bloßzustellen, sowie die schützende Hand seines Bruders, des Reichshofrats, bewahrten Johann Erasmus zunächst vor der Verhaftung. Für den überzeugten Bürger Johann Christian Senckenberg bedeutete die Nobilitierung der Brüder ein echtes Ärgernis. Das Angebot Heinrich Christian von Senckenbergs, ihm ebenfalls den Titel eines Freiherrn zu verschaffen, schlug Johann Christian aus: „Wenn ich dies annähme, so würde ich mir vorkommen, als mesalliirte ich mich und träte von redlichen, weisen und vernünftigen Leuten in einen Haufen Diebe und Esel über."[162] Johann Christian Senckenberg schwamm wie so oft gegen den Strom, denn zu Reichtum gekommene Kaufleute setzten alles daran, durch die Verleihung des Adelstitels ihr gesellschaftliches Ansehen aufzuwerten. Im 18. Jahrhundert gelang 32 Frankfurter Kaufleuten und Bankiers, darunter bekannte Namen wie Merian, Neufville, Brentano oder Gontard, der Aufstieg in den Adelsstand, was Senckenberg zu der bissigen Bemerkung verleitete: „Reiche Kaufleute lassen sich nobilitiren, blasen die Backen auf, lassen sich gnädige Herren nennen."[163]

Der Kleinkrieg zwischen dem Rat und Johann Erasmus Senckenberg hielt unvermindert an. Eine weitere Etappe war beispielsweise die von Senckenberg 1754 anonym veröffentlichte Druckschrift „Die Hirten-Stimme an E[uern] Hoch-Edlen Rath Uber die bevorstehende Wahl" mit der er die Kandidaten für einen vakanten Ratssitz diskreditierte. Der Rat ordnete seinerseits die Verbrennung der „Hirten-Stimme" durch den Henker an. Der Bürgerausschuss löste mit einer Anfrage im Juni 1761 die Wiederaufnahme des Falls Agricola und die Strafverfolgung Senckenbergs aus. In der Folge wurde Erasmus 1761 entgegen dem üblichen Anciennitätsprinzip, nach dem der Dienstälteste bei Beförderungen Vorrang hat, bei einer Schöffenwahl übergangen und bei vollen Bezügen vom Ratsherrenamt suspendiert, wogegen er beim

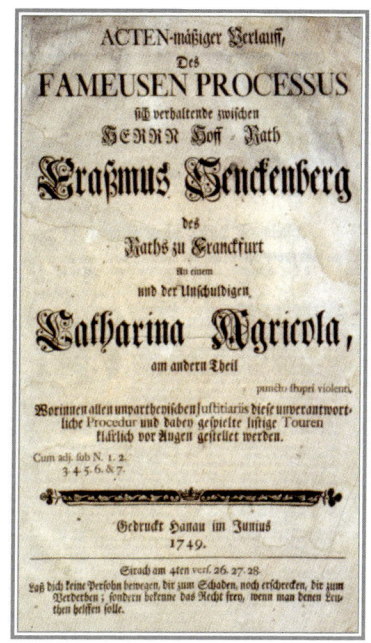

Titelblatt einer gegen Erasmus Senckenberg gerichteten Prozessdruckschrift, 1749.

Kaiser Berufung einlegte. In der einstweiligen Amtsenthebung sahen einige Ratsmitglieder die Gelegenheit, zwei Fliegen mit einer Klappe zu schlagen. Indem der Rat Johann Christian Senckenberg antrug, sich anstelle des in Ungnade gefallenen Erasmus in das Gremium wählen zu lassen, sollte dessen jüngerem Bruder die Rückkehr verbaut werden, denn laut Gesetz war es verboten, dass Geschwister gleichzeitig der Stadtregierung angehörten. Außerdem erhoffte sich der Rat mit der Einbindung des Physicus ordinarius einen seiner schärfsten Kritiker mundtot machen zu können. Der Arzt beriet sich im engsten Freundeskreis, zu dem mit Johann Philipp und Simon Moritz inzwischen auch die Gebrüder Bethmann gehörten, sowie mit seinem Bruder in Wien. Senckenberg entschied sich dafür, seine Kräfte auf die geplante Gründung einer Stiftung zu konzentrieren, und lehnte das Angebot mit dem Bibelspruch ab: „Meine Seele kom(m)e nicht in ihren Rat."[164]

Die Suspendierung vom Ratsherrenamt war noch nicht entschieden, da manövrierte sich Johann Erasmus von Senckenberg 1769 mit zwei anonymen Druckschriften endgültig ins Aus. In einem Rechtsstreit zwischen dem Metzgerhandwerk

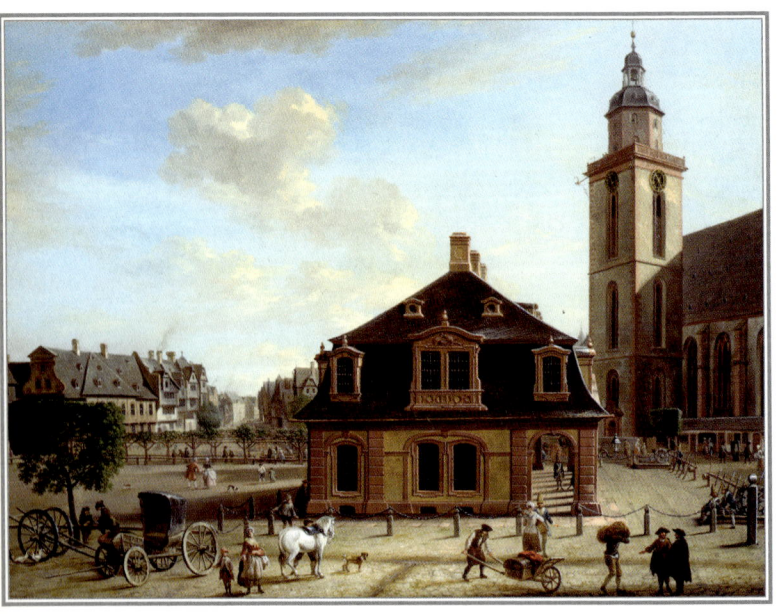

Ansicht der Hauptwache. Hinter dem rechten Dachfenster im ersten Stock lag Erasmus von Senckenbergs Zelle. Gemälde von Christian Georg Schütz d. Ä., um 1754.

und dem Rat um den „Metzgerbruch" stellte der „Rabulist" die Behauptung auf, dass der ganze Grund und Boden in und um Frankfurt kaiserliches Gut sei, das die Stadt widerrechtlich in Besitz genommen habe. In der zweiten Publikation, die einen Streit innerhalb des Schuhmacherhandwerks betraf, traktierte Senckenberg den Rat derartig mit Verleumdungen, dass er am 28. Februar 1769 zur Bürgermeister-Audienz vorgeladen wurde. Nachdem er sich freimütig als Autor der fraglichen Schriften zu erkennen gegeben hatte, wurde Erasmus von Senckenberg just am 62sten Geburtstag seines älteren Bruders Johann Christian festgenommen und im südwestlichen Eckzimmer des ersten Stockwerks der Hauptwache inhaftiert. Über die menschlichen Qualitäten Johann Erasmus' machte sich der religiöse Arzt nichts vor, gleichwohl stand er ihm nach der Verhaftung zur Seite. Vergeblich bot der Stadtarzt sogar sein gesamtes Vermögen als Kaution für die Freilassung des Bruders an. Die an ein wahres Sündenregister erinnernde Anklage lautete auf Vergewaltigung, Verletzung der territorialen Gerichtsbarkeit, Freiheitsberaubung, Fälschung, Majestätsbeleidigung, Verleumdung, Mordversuch, Aufruhr, Erpressung, Diebstahl sowie Veruntreuung öffentlicher Gelder und forderte die Todesstrafe. Obwohl sein Bruder Heinrich Christian ein Jahr zuvor in Wien gestorben war, erhielt Senckenberg von dort Unterstützung. Kaiser Joseph II. setzte im November 1769 den Fürsten Karl von Nassau-Usingen als kaiserlichen Kommissar zur Untersuchung der Frankfurter Vorkommnisse ein. Das Verfahren wurde vom Rat und von Senckenberg bewusst verschleppt, bis der Kommissar 1775 das Zeitliche segnete, ein Nachfolger wurde nicht berufen. Ohne dass ein Urteil ergangen war, verstarb Johann Erasmus von Senckenberg am 21. Juni 1795 an Altersschwäche. Ein Drittel seines Lebens hatte der Freiherr hinter Gittern verbracht und wurde so zu einem der prominentesten Häftlinge der Frankfurter Kriminalgeschichte.[165]

Die Eskapaden seines Bruders werden Johann Christian Senckenberg manch schlaflose Nacht bereitet haben. Vergeblich versuchte der Ältere immer wieder mäßigend auf den Jüngeren einzuwirken, wobei er im Grunde genommen dessen Kritik an dem Regiment der Patrizierfamilien im Rat teilte. Die ihm vom Rat zugedachte Vermittlerrolle zwischen der Stadt und Erasmus hatte der Physicus im Frühjahr 1762 wohlweislich abgelehnt: „Beide Theile", kommentierte Johann Christian Senckenberg einen entsprechenden Vorschlag der Ratsherren in einer privaten Notiz, „sind wie sie sind, und ein ehrlicher Mann schickt sich nicht zwischen sie, dessen Herz wie sein Mund und sein Mund wie sein Herz ist. Ich mag mich in diesen Dreck nicht legen. Mein Bruder und der Senat sind zusammen faule Eier und stinkende Butter."[166] Mit diesen harschen Worten machte Senckenberg wohl auch seinem Ärger darüber Luft, dass der Rat einschließlich seines Bruders Erasmus im Januar 1759 bei der Besetzung der Stadt mit den Franzosen gemeinsame Sache gemacht hatte. Im Siebenjährigen Krieg, den Österreich von 1756 bis 1763 im Bündnis mit den meisten europäischen Mächten um die Wiedergewinnung Schlesiens gegen Preußen führte, hielt es die überwiegende Mehrheit der als Reichsstädter eigentlich dem Kaiser verpflichteten Frankfurter mit dem protestantischen preußischen König Friedrich II. Unter den mit Österreich verbündeten französischen Militärs gab es daher frühzeitig Bestrebungen, in die strategisch wichtige, möglicherweise abtrünnige Reichsstadt eine Besatzung zu legen. Mittels einer offenbar zuvor mit einigen Ratsherren und dem kaiserlichen Gesandten Graf von Pergen abgesprochenen militärischen Finte gelangten die Franzosen unter Führung von Marschall Soubise, indem sie einen Truppendurchzug vortäuschten, dann aber handstreichartig die Stadtsoldaten entwaffneten, in den Besitz der Stadt. Die Empörung der Bürgerschaft über den „Verrat" der Stadtväter war groß, zumal sie der französischen Besatzung kostenlose Quartiere bereitstellen musste. Nach der Schlacht bei Bergen am 13. April 1759, in der die von Marschall de Broglio kommandierten Franzosen den Angriff eines 27.000 Mann starken preußischen Heeres unter Herzog Ferdinand von Braunschweig-Bevern abwehrten, wurde Frankfurt zu einem großen Lazarett mit allen erdenklichen Nachteilen für den Gesundheitszustand der Zivilbevölkerung. Die Franzosen richteten für verwundete und erkrankte Soldaten fünf über das Stadtgebiet verteilte Lazarette ein: im Deutschherrnhaus, im Armen-, Waisen- und Arbeitshaus, im Karmeliterkloster, im Wohnhaus des Patriziers Kaib in der Großen Eschenheimer Gasse und im von Humbracht'schen Haus in der Gallusgasse. Die katastro-

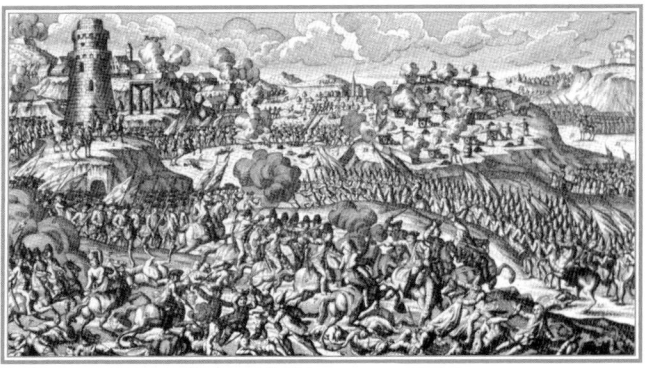

Die Schlacht bei Bergen am 13. April 1759. Kupferstich von Belling.

phalen hygienischen Zustände in den Lazaretten verurteilte Senckenberg knapp mit den Worten: „Die Franzosen halten säuisch Haus im Lazarett."[167] In den ersten beiden Jahren der Besetzung Frankfurts wurden mehr als eintausend in den Lazaretten Verstorbene auf einem Soldatenfriedhof auf der Bornheimer Heide beigesetzt.

Die Einquartierung von zwei französischen Regimentern und der Lazarettbetrieb versetzten die Stadtärzte in höchste Alarmbereitschaft. Der Ausbruch von Seuchen war unter den gegebenen Umständen nur eine Frage der Zeit. Im Sommer 1759 kam es dann tatsächlich zu einer von den Franzosen eingeschleppten Ruhrepidemie, die vorwiegend unter der Zivilbevölkerung grassierte und viele Opfer forderte. Bei seinen Patienten hat Johann Christian Senckenberg die Symptome der Dysenterie, die mit hohem Fieber, Erbrechen und blutigschleimigen Durchfällen sowie krampfartigen Leibschmerzen einherging, zutreffend diagnostiziert. Die Ärzteschaft war über die Ursachen und die Übertragungswege der Infektionskrankheit uneins, ebenso fehlte es an einem Konzept zur Bekämpfung der Ruhr. In der Annahme, dass die Entleerungen der Kranken der Selbstheilung dienten, verzichtete Senckenberg auf die üblicherweise verordneten stopfenden Arzneimittel und setzte dafür auf reichliche Flüssigkeitszufuhr in Form von Wasser, Brühe oder Tee und die Aufnahme von Schonkost. Da Senckenberg bei seinen Patienten sehr gute Heilerfolge erzielte und nur einige Säuglinge und hochbetagte Ruhrkranke verstarben, übernahmen andere Ärzte seine Behandlungsmethoden. Als 1760 eine Fleckfieberepidemie in der Stadt ausbrach, versuchte Senckenberg den Kranken auf ähnliche Weise zu helfen und kam wiederum zu besseren Ergebnissen als seine Kollegen. Während der Besatzungszeit wurden unter der christlichen Einwohnerschaft Frankfurts die höchsten Sterblichkeitszahlen im Verlauf des 18. Jahrhunderts verzeichnet. Lag die Anzahl der Todesfälle in den Jahren 1740 oder 1755 bei 1.180 beziehungsweise 1.029 so wurden 1759/60 besatzungsbedingt 1.700/ 1.781 Verstorbene registriert.[168]

In der besetzten Reichsstadt stank es im wahrsten Sinne des Wortes zum Himmel. Abwässer und blutverschmiertes Verbandsmaterial kippte das Sanitätspersonal achtlos auf die Straßen vor den Lazaretten. Im Kaib'schen Haus hatten die Franzosen eine medizinisch-anatomische Schule für Militär-Wundärzte eingerichtet. Die Überreste der Zergliederungen wurden wenig pietätvoll auf einem Misthaufen entsorgt und verbreiteten penetranten Verwesungsgeruch. Aus einem von den Besatzungstruppen am Petersfriedhof errichteten Schlachthaus flossen Blut und Darminhalt der zerlegten Tiere direkt auf die Straße. Von den Physici auf die neuralgischen Punkte für die Stadtgesundheit aufmerksam gemacht, bemühte sich der mit der Zivilverwaltung Frankfurts beauftragte Königsleutnant Thoranc um Abhilfe. Die Anatomie im Kaib'schen Haus wurde geschlossen und die erforderlichen Sektionen in der Anatomie-Kammer des Gasthofs „Zum Elephanten" unter Aufsicht des Frankfurter Arztes Gottfried Wilhelm Müller vorgenommen. Eine von Thoranc angeordnete Visitation der Lazarette ergab unter anderem, „daß im Kreuzgang der Karmeliter, welcher ganz mit Kranken angefüllt war, das Stroh, das diesen zum Lager diente, faulend, die Luft mit Gestank angefüllt und hier und da ein abgenommener Arm liegen geblieben war."[169] Thoranc, für den Senckenberg nur lobende Worte fand, ließ daraufhin einige Lazarette aus der

Stadt zur Günthersburg und nach Hanau verlegen. Auf den Teilabzug in der zweiten Jahreshälfte 1762 rückten am 28. März 1763 die letzten französischen Soldaten aus der Reichsstadt ab. Nachdem wieder Frieden herrschte, stand der von Johann Christian Senckenberg lange geplanten Errichtung einer Stiftung zur Hebung des Frankfurter Medizinalwesens nun nichts mehr im Wege.

„Zum allgemeinen Wohlseyn hiesiger Einwohner" Die Dr. Senckenbergische Stiftung

Unter dem 10. November 1746 notierte Johann Christian Senckenberg auf einem der vielen losen „Tagebuchzettel", dass er erstmals mit dem Physicus primarius Christof Le Cerf über die Idee einer Stiftung zum Wohle des Frankfurter Gesundheitswesens gesprochen habe. In dem Vieraugengespräch weihte Senckenberg den befreundeten Kollegen in seine Pläne ein, das ererbte Elternhaus in der Hasengasse und eine größere Geldsumme zur Unterstützung von Hausarmen und Arztwitwen sowie zur Förderung der medizinischen Wissenschaft in Frankfurt zu stiften. Spätestens seit jenem Sonntagabend im November 1746 hatte Senckenbergs Leben ein

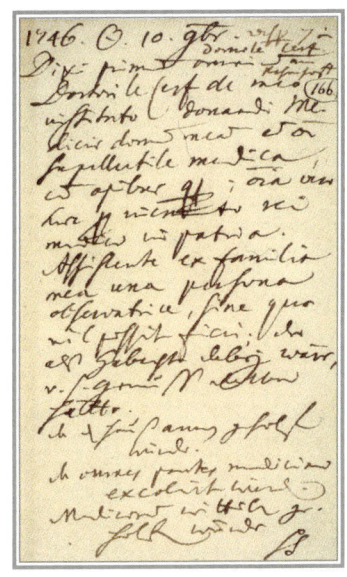

Erste Aufzeichnung Senckenbergs über seine Absicht, eine Stiftung zu errichten. Tagebuchblatt vom 10. November 1746.

Ziel. In einem 1748 aufgesetzten vorläufigen Testamentsentwurf nennt der Stifter unverblümt die Mängel im Frankfurter
Gesundheitswesen und die 1743 gescheiterten Reformversu-
che als Beweggründe für seinen letzten Willen: „Alldieweilen
bey Lebzeiten meines sel(igen) Vatters und die Zeit über, da
ich alß Medicus und Physicus meinem Vatterland gedienet
habe, bey dem Medicinal-Wesen dahier verschiedene Mängel
wahrgenom(m)en, welche bey jetziger Stadt-Verfassung ohn-
möglich gehoben werden können, wie denn bisher alle nehm-
liche Bemühungen vormahliger Medico(rum) zur remedur
fruchtlos abgelaufen, die Nothwendigkeit einer Verbesserung
aber nicht nur Medicis, sondern auch anderen bey ihrem offt-
mals grosen Nachtheil und Schaden gar helle in die Augen
leuchtet."170 Zunächst verhinderten die Skandalgeschichten
des jüngeren Bruders, die Eheprobleme zwischen Senckenberg
und seiner dritten Frau sowie übergeordnete Ereignisse wie die
französische Besetzung der Reichsstadt im Verlauf des Siebenjährigen Krieges die Verwirklichung der Stiftungsidee. Der
Stadtarzt verlor sein Ziel aber nie aus den Augen.

Am 18. August 1763 war der große Moment gekommen:
Johann Christian Senckenberg und die drei Ratsherren Friedrich Adolph von Glauburg, Johann Martin Ruppel und Johannes Siegner als Zeugen vollzogen in aller Form den umfangreichen „Haupt-Stiftungs-Brief". Diplomatischer als in dem
früheren Testamentsentwurf bezeichnete Senckenberg jetzt
die erlittenen Schicksalsschläge, die „Ermangelung ehelicher
Leibes-Erben" sowie die „Liebe zu meinem Vaterland"171 als
Motive, sein gesamtes Vermögen zu stiften. Der Hauptzweck
der Stiftung war auf die „bessere Gesundheits-Pflege hiesiger
Einwohner, und Versorgung der armen Kranken gerichtet."172

Als Erben setzte der Wohltäter ein von den protestantischen Ärzten Frankfurts noch zu bildendes Collegium medicum ein, zu Testamentsvollstreckern bestimmte er die vier Stadtärzte. Die Zinsen des 95.000 Gulden betragenden Stiftungskapitals mussten zu zwei Dritteln zur Förderung der Heilkunde verwandt werden und dienten zunächst allein der Unterhaltung des zum Stiftungsgebäude umgewidmeten Wohnhauses Senckenbergs mit Bibliothek und Sammlungen. Das dritte Drittel der Zinserträge hatte der Stifter zum Besten armer Kranker, bedürftiger Arztwitwen und -waisen sowie alter Ärzte vorgesehen. Das Collegium medicum sollte sich mindestens einmal im Monat im Stiftshaus in der Hasengasse einfinden um zu beraten, „was zu besserer Ausuebung der hiesigen Gesundheits-Pflege und Versorgung armer Kranken erforderlich seyn moegte, ueberhaupt aber ein gutes Vernehmen und Eintracht unter sich zu pflegen, damit der gemeinsame Nutzen durch Mishelligkeit nicht gehindert werde."[173] Die Vision einer untereinander harmonierenden und nach außen geschlossen auftretenden Ärzteschaft, deren Stimme in der Stadt etwas galt, hatte Senckenberg seit der 1743 gescheiterten Reform des Frankfurter Gesundheitswesens nicht mehr losgelassen. Im Privatarchiv des Stifters findet sich eine Ausgabe des in Frankfurt verlegten „Critischen Sylphe, Oder: Ein gelehrtes Wochen-Blat" vom 31. Mai 1754, in der Senckenberg unter der Rubrik „Vermischte Gedanken" die folgende Textstelle angekreuzt hat: „Einer Republik ist nichts gefaehrlicher, als die Uneinigkeit derer, welche sich mit der Gesundheit beschaeftigen. Denn mancher Mensch wuerde noch beym Leben seyn, wenn sich die Herren Aerzte mit einander vertragen haetten."[174] Einige Zeilen weiter heißt es in der Zeitung: „Nichts ist in einem Lande noethiger, als eine wochentliche

Zusammenkunft derer Aerzte, welche sich in einer Stadt beysammen befinden, damit sie sich von ihren Patienten und dem
ganzen medicinal Wesen ueberhaupt, mit einander freundschaftlich unterreden koennten."[175]

Das von Johann Christian Senckenberg als Träger der Stiftung
vorgesehene Collegium medicum sollte sich aus zwölf integren
ärztlichen Persönlichkeiten zusammensetzen. Als Dekan des
Collegiums und Verbindungsmann zum Rat kam nur ein Physicus in Frage. Um das Zusammengehörigkeitsgefühl unter den
Medizinern der Reichsstadt zu stärken, schmückte Senckenberg den Versammlungsraum im Stiftshaus nach und nach mit
den Bildnissen von Frankfurter Ärzten aus. Die Galerie her-
ausragender Gelehrter diente der Traditionspflege und war
zugleich ein Ansporn für die Lebenden, den Dargestellten
nachzueifern. Senckenberg hatte bereits 1745 mit dem Sammeln von Porträts begonnen, so dass sich bei seinem Tod
allein 25 Ärztebildnisse im Nachlass vorfanden, darunter
Ölgemälde des Physicus primarius Christof Le Cerf, des Ratsherren und Bürgermeisters Conrad Hieronymus Eberhardt oder
der engagierten Mediziner Johann Philipp Burggrave senior
und junior. Der Hausherr erwartete von den Mitgliedern des
Collegium medicum einen einwandfreien Lebenswandel und
ein tadelloses Auftreten im Stiftshaus: „Mein Hauß", so der
gestrenge Senckenberg, „und alles was ich habe, sey destinirt,
Medicos fromm, redlich, fleißig und geschickt ad Publicum
bonum promovendum [= um das öffentliche Gut zu fördern] zu
machen. Mein Hauß soll nicht ein Freß- Sauff- oder Spiel-
noch Huren-Hauß seyn, nicht zum Müssiggang und Lastern,
sondern zu Studien und rechtschaffenem Leben dienen. Ja es

soll ein wahrhaftiges Gottes-Hauß seyn, dessen Endzweck ist, Gottes Ehre und das allgemeine Beste."[176]

Indem Senckenberg der „Wissenschaft einen Tempel" errichtete, eröffnete er dem zuvor auf soziale Bereiche festgelegten Stiftungswesen in Frankfurt ein neues Betätigungsfeld. Sobald

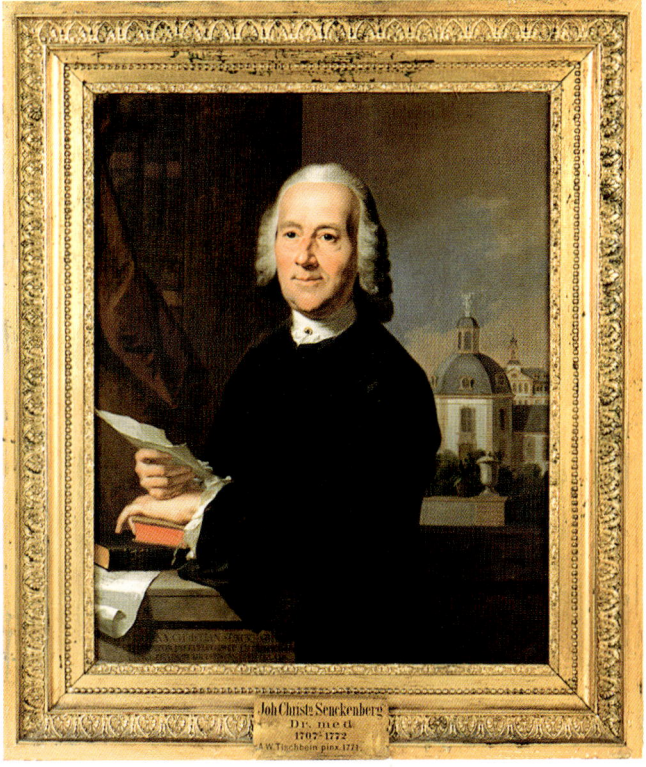

Johann Christian Senckenberg mit der Anatomie und dem Uhrtürmchen des Bürgerhospitals im Hintergrund.
Gemälde von Anton Wilhelm Tischbein, 1771.

über den Verkauf des zentral gelegenen Stiftshauses in der Hasengasse der Erwerb eines mehr zum Stadtrand hin orientierten Gebäudes mit Gartengelände finanziert werden konnte, war laut Paragraf zehn des „Haupt-Stiftungs-Briefs" auch die Einrichtung einer Anatomie, eines chemischen Laboratoriums und eines medizinischen Gartens mit Gewächshaus in Betracht zu ziehen. Mit Recht hat der Medizinhistoriker Walter Artelt darauf hingewiesen, dass die von Johann Christian Senckenberg projektierten Einrichtungen exakt dem Programm einer medizinischen Fakultät um die Mitte des 18. Jahrhunderts entsprachen. Der Stifter hatte mit Halle und Göttingen die damals führenden Universitäten besucht und hielt eine fundierte Kenntnis der Naturwissenschaften und ihrer nutzbringenden Anwendung im Heilverfahren für einen unverzichtbaren Bestandteil der ärztlichen Ausbildung. Mit Senckenberg habe sich, so dessen Biograph August de Bary, erstmals ein Bürger Frankfurts zu einer Universität in der Reichsstadt bekannt. „Erit per hoc institutum Francofurtum locus studiis aptus medicis, ut Hippocrates requirit talem" [= Es wird durch dieses Frankfurter Institut der Ort für medizinische Studien geeignet sein, wie Hippokrates ihn verlangt], gab sich Senckenberg 1770 in einem Testamentszusatz zuversichtlich, „wird von hieraus gute Leute machen, auch gute auswärtige herbeyziehen, und hiesige zum Nacheifern bringen, Mir zur Freude, da alles darauf abzielt, daß der Stadt in Medicis wohl gedienet werde."[177] Bis Ende 1765 auf 100.000 Gulden aufgerundet, ließ Senckenberg das Stiftungsvermögen vom Frankfurter Rechneiamt verwalten. Der Rat bestätigte am 20. August 1763 die Stiftung und beauftragte Friedrich Adolph von Glauburg und Johann Martin Ruppel, Senckenberg im Namen der Stadt Frankfurt zu danken.

Die dauerhafte Selbstständigkeit der Stiftung war Johann Christian Senckenbergs größte Sorge. Schon 1752 hat Senckenberg auf einem „Tagebuchzettel" festgehalten: „Meine Stiftung soll allezeit separiert bleiben und niemals vermengt mit Stadtsachen, damit nicht die Gewalt darüber in fremde Hände komme, die den heilsamen Endzweck vereiteln."[178] Kaum dass der Hauptstiftungsbrief unterschrieben und besiegelt war, schienen sich die Befürchtungen zu bewahrheiten. Dem Wohltäter kam zu Ohren, dass ausgerechnet der Ratsherr und Jurist Johannes Siegner, den er bei der Abfassung der Stiftungsurkunde als Rechtsberater hinzugezogen hatte, in einem Gasthaus in feuchtfröhlicher Runde bezogen auf die Senckenbergische Stiftung sinngemäß ausposaunt habe: „Dem wollen wir seine Freude lassen bis er stirbt, darnach soll es schon anders gehen."[179] Voller Sorge zog Senckenberg seinen Bruder am Wiener Hof ins Vertrauen. Als sich Heinrich Christian von Senckenberg 1764 anlässlich der Wahl und Krönung Josephs II. zum Römischen König in Frankfurt aufhielt und in einem darauf folgenden Briefwechsel formulierten die beiden Brüder wasserdichte Ergänzungen zum Hauptstiftungsbrief, um dem Rat auch in Zukunft jede Zugriffsmöglichkeit auf das Stiftungskapital zu verbauen. Zeitweise gingen mehrere Briefe in der Woche zwischen Wien und Frankfurt hin und her, die beiderseitige Anrede lautete dabei „Mon frère". Neben juristischem Rat ersuchte der Arzt den Reichshofrat auch um Einflussnahme: „Ich habe", klagte Johann Christian am 23. April 1765 seinem Bruder, „seit 23 Jahren, die ich als Physicus schon hier zugebracht, vergeblich eine Verbesserung im Medicinal-Wesen gesucht, ja mehrere Verböserung erleben müssen, daher genöthiget werde von Wien aus Hilfe zu suchen. Hier thut niemand etwas zu dem gemeinen Besten; aber den privaten Beutel zu stärken sind alle parat."[180] Nachdem sich die Zusätze in der Endredaktion befanden, schrieb Johann Christian Senckenberg am 15. Juni 1765 in einem Brief an seinen Bruder, im Hinblick auf den bevorstehenden Schachzug „wird man sehr große Augen im Römer darüber machen; da ich keiner Seele zuvor ein Wort davon sagen werde."[181] Im September 1765 erkrankte Johann Christian schwer. Ohne die Symptome zu nennen, meinte er, an einer „Arthritis ad caput conversa cum deliriis"[182] zu leiden, wobei es sich aus heutiger Sicht möglicherweise um eine Lungenentzündung oder einen Paraty-

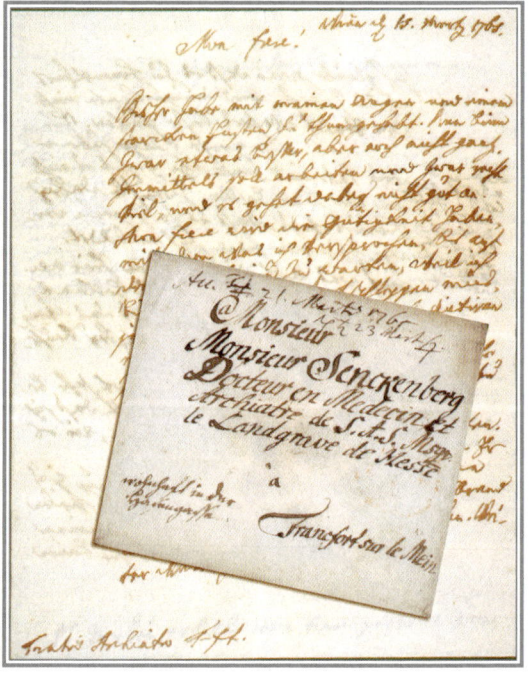

Brief aus Wien von Heinrich Christian von Senckenberg an seinen Bruder Johann Christian, 15. März 1765.

phus gehandelt haben könnte. Die Ärzte waren um den fiebernden und delirierenden Patienten sehr besorgt und mit ihrem Latein bald am Ende. Senckenberg nahm keine Medikamente, hielt strenge Bettruhe und Diät und war nach zehntägigem Fieber langsam wieder auf dem Weg der Besserung.

Der Rat fühlte sich von den am 16. Dezember 1765 ausgefertigten Nachträgen zum Stiftungsbrief brüskiert und erteilte den Zusätzen erst nach wochenlanger Wartezeit eine offizielle Bestätigung. Die Stiftung führte seither den Namen „Dr. Senckenbergische Stiftung" und ein Siegel mit dem einen brennenden Berg darstellenden Wappen der Familie Senckenberg und der Überschrift: „Fundatio Senckenbergiana amore Patriae" (Senckenbergische Stiftung aus Liebe zur Vaterstadt). Außer mit diesen eher formalen Maßnahmen schob Senckenberg möglichen Begehrlichkeiten des Rats einen Riegel vor, indem er seinem Bruder Heinrich Christian und dessen männlichen Nachkommen Mitspracherechte in der mit den vier Stadtärzten besetzten Stiftungsadministration übertrug. Die Anordnung, dass nach einem etwaigen Aussterben der Familie seines älteren Bruders im Mannesstamm (was 1842 geschah) die Dekane der juristischen und medizinischen Fakultät der Universität Gießen zu „Coexecutoren" der „Dr. Senckenbergischen Stiftung" ernannt werden sollten, wurmte die Frankfurter Ratsherren über alle Maßen. Nach dem Willen des Stifters erschöpfte sich die Mitwirkung des Rates in der Verwaltung des Stiftungskapitals durch das Rechneiamt und in der Prüfung der Jahresrechnungen durch den Stadtschultheiß, den ältesten Syndicus und den Senior des Bürgerausschusses. Weitergehende Ansprüche des Rates wischte Senckenberg mit der Bemerkung vom Tisch: „Medicis müssen Medicis überlassen

bleiben."[183] Inhaltlich erweiterte Senckenberg den Stiftungs-
zweck um einen ganz entscheidenden Aspekt: Die Gründung
des „Buerger- und Beysassen-Hospitals." Die Hälfte der zuguns-
ten armer Kranker und bedürftiger Arztfamilien aus dem Stiftungsvermögen jedes Jahr zur Verfügung stehenden Mittel
sollte künftig in das zur freien Versorgung erkrankter Frankfurter Bürger und Beisassen vorgesehene Hospital investiert
werden. Senckenberg war bewusst, dass ein Vorhaben dieser
Größenordnung nur gelingen konnte, wenn sich andere
„Christlich-gesinnete wohlhabende Leute" an der Finanzie-
rung beteiligten.[184] Um die Stiftung bekannt zu machen und

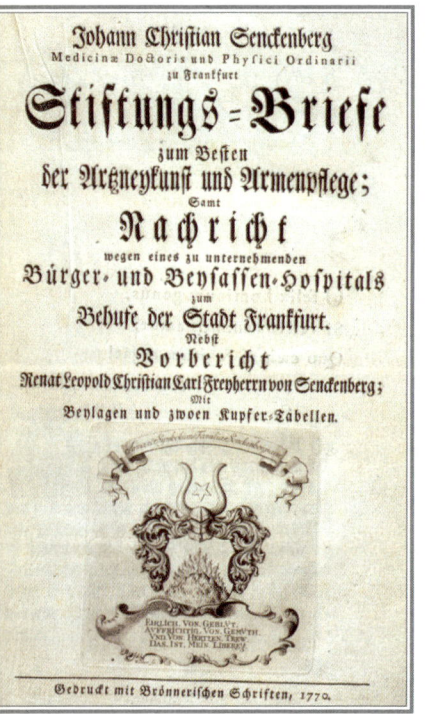

um Mitstreiter zu werben, gab
Senckenberg im Jahr 1770 die
mit einem Vorbericht seines
Neffen Renatus eingeleiteten
Stiftungsdokumente bei dem
befreundeten Verleger Johann
Karl Brönner in der beachtli-
chen Auflage von 3.000
Exemplaren in Druck. Die
Titelseite der Stiftungsbriefe
gestaltete der Kupferstecher
Johann Heinrich Wicker auf
Anweisung Senckenbergs mit
dem alten Familienwappen
und dem Wahlspruch des Stif-
ters: „Ehrlich von Geblüt/
Auffrichtig von Gemüth/

*Titelblatt der gedruckten
Stiftungsbriefe, 1770.*

Und von Hertzen trew/ Das ist mein Liberey." In dem Vorwort zu den Stiftungsbriefen unterstrich Johann Christian Senckenberg noch einmal seine Absicht, dem Gemeinwohl dienen zu wollen: „Es ist hieraus dasjenige entstanden, was nachfolgende Stiftung, wie derselben Aufschrift besaget, in commoda publica, das ist, zum allgemeinen Wohlseyn hiesiger Einwohner, besonders aber gesamter Loeblicher Buergerschaft, in Verbesserung derer Medicorum und des Medicinal-Wesens, wie auch der Versorgung beduerftiger kranker Buerger und Beysassen, wenn jener Anzahl nicht allzu gros waere, enthaelt."[185]

Krankenhäuser waren bis ins frühe 19. Jahrhundert als „Pforten zum Tode" gefürchtet. Im Regelfall wurden Kranke daher in den eigenen vier Wänden von Familienangehörigen gepflegt. Wer es sich leisten konnte, schickte nach einem approbierten Arzt. Selbstmedikation war gang und gäbe. In der Fremde lebende, bei Krankheit auf sich selbst gestellte Dienstboten, Handwerksgesellen oder Tagelöhner bevölkerten zumeist die Hospitäler. Nur vor diesem Hintergrund ist zu verstehen, warum die zentrale Frankfurter Heilanstalt, das zwischen der Saalgasse und dem Mainufer gelegene Hospital zum Heiligen Geist, laut einer Verordnung aus dem Jahr 1725 nur „nothleidende arme kranke, fremde, und auch reisende Personen, die keine Freundschafft allhier haben"[186] unentgeltlich aufnahm. Bürger und Beisassen waren von der Pflege im Heilig-Geist-Hospital ausgeschlossen und wurden nur ausnahmsweise aufgrund besonderer Notlagen und gegen eine wöchentliche Gebühr von einem Gulden akzeptiert. Gleichzeitig sollten nie mehr als sechs Betten mit bedürftigen Bürgern oder Beisassen der Stadt Frankfurt belegt sein.

Die Hospitalkosten der „Hausarmen" beglich in der Regel der 1531 zur Unterstützung in Not geratener Bürger und Beisassen gegründete, vom Rat kontrollierte Allgemeine Almosenkasten. Neben der Verteilung von Brot- und Geldspenden übernahm der Almosenkasten auch Arzt- und Apothekerrechnungen kranker „Hausarmer". Bis zur Eröffnung des Bürgerhospitals im Jahr 1779 war der Allgemeine Almosenkasten die Anlaufstelle für hilfsbedürftige kranke Bürger und Beisassen.[187] Johann Christian Senckenberg hielt es für dringend erforderlich, dem Defizit im Bereich der stationären Krankenpflege abzuhelfen. Der erste Hinweis auf die Absicht, seine Stiftung um eine Hospitalgründung zu erweitern, findet sich in einer Notiz vom 4. März 1765, die in dem für Senckenberg typischen, mit lateinischen Vokabeln gespickten Schreibstil abgefasst ist: „Quaeritur ob nicht von dem 1/3 revenu meines instituti medici vor Arme Kranke, die Einkünfte zu einem nosocomio civico [= Bürgerliches Kranken-Hospital] allhier zu verwenden sey. Vor cives und Beysassen ist gar nicht gesorgt da frembde das treffliche institutum, das Hospital haben."[188] Weil in der Hasengasse für einen Hospitalbau der Platz fehlte, musste die „Dr. Senckenbergische Stiftung" über kurz oder lang ihren Sitz verlegen.

Auf der Suche nach einem geeigneten Stiftungsgelände wurde Johann Christian Senckenberg Anfang 1766 fündig und erwarb von Matthias Harmes für 23.000 Gulden am Eschenheimer Tor ein rund drei Hektar großes, von der Stadtmauer, der Hinter der Schlimmen Mauer bezeichneten Gasse und der Radgasse begrenztes, mit zwei Häusern bebautes Gartengrundstück. Das an der Eschenheimer Gasse gelegene Hauptgebäude wurde bis Ende 1767 zum Stifts- und Wohnhaus mit Bibliothek, Versammlungsraum des Collegium medicum und chemi-

schem Laboratorium umge-
baut. Über dem Eingang zum
Stiftshaus ließ der Wohltäter
eine schwarze Marmortafel
mit dem Senckenbergischen
Wappen und der Inschrift
anbringen: „Aedes Funda-
tionis Senckenbergianae in
publica commoda Anno
MDCCLXIII."[189] (Haus der
Senckenbergischen Stiftung,
welche 1763 zum Gemein-
wohl gegründet wurde). An
der Außenwand des Nord-
flügels kam mit einer Son-
dergenehmigung des Rates
und nach persönlichen Ent-
würfen Senckenbergs die
Gruft des Stifters mit
geschweiftem Schieferdach
und kunstvollen Gittertüren
zur Ausführung. In dem
Grabmal sollte Senckenberg
einst zur letzten Ruhe gebet-
tet werden, da er „noch im
Tode, wenigstens dem Leibe
nach, bei seiner Stiftung sein
wollte."[190] Für sein einziges
„Spielzeug", die umfangreiche
Bibliothek, ließ Senckenberg
im ersten Bauabschnitt auf

*Auf Johann Christian Senckenberg
ausgestellte Rechnung für aus dem
Nachlass des Physicus primarius
Christof le Cerf erworbene
Bücher, 5. März 1756.*

dem Gelände am Eschenheimer Tor das Obergeschoss im Nord-flügel des Stiftshauses herrichten. „Ich bin", tröstete sich der bibliophile Mediziner im Jahr 1750, „der Kinder und der Gattin beraubt worden, aber es ist mir vergönnt, mich mit Büchern zu beschäftigen, sowohl um Anderen zu nützen, als auch um ein ehrbares Vergnügen zu haben; Gott hat mir alle meine Spielsachen außer diesem einzigen genommen."[191] Seit der endgültigen Niederlassung in Frankfurt hatte der Büchernarr Senckenberg jährlich beachtliche Beträge von teilweise mehreren hundert Gulden in Neuerwerbungen für die Bibliothek investiert. Zum Vergleich: Die Köchin des Physicus bekam ein Jahresgehalt von rund zwanzig Gulden. Um Lücken in der Büchersammlung zu schließen, besuchte Senckenberg die Frankfurter Messen und Buchauktionen. Aus dem Nachlass des befreundeten Physicus primarius Le Cerf ersteigerte der Stadtarzt im März 1756 21 Titel, darunter Werke des Theologen Comenius und des 1667 verstorbenen Frankfurter Arztes Ludwig von Hörnigk. Um die Zimelien und den Bestand der öffentlichen Präsenzbibliothek zu sichern, verfügte der Stifter im Juni 1770 eine acht Punkte aufweisende Bibliotheksordnung. Die Benutzer sollten demnach „zuverlässige und ehrbare Leute sein, die nicht im begründeten Verdacht stehen, sie könnten Bücher stehlen, plündern oder verunreinigen. Wer sich in dieser Hinsicht etwas zuschulden kommen lässt, soll für die Zukunft ausgeschlossen werden."[192] Bei Senckenbergs Tod umfasste die etwa 10.000 Bände zählende Bibliothek neben medizinischer und naturwissenschaftlicher Fachliteratur auch Werke der Theologie, Philosophie, Jurisprudenz und Geschichte.

Im Frühjahr 1768 nahm Johann Christian Senckenberg Abschied von der Hasengasse. Für 8.000 Gulden verkaufte der Stifter am 25. März 1768 sein Elternhaus „Zu den drei kleinen

Hasen", in dem er fast sein ganzes Leben zu Hause gewesen war, an den Frankfurter Bürger und Handelsmann Johannes Kuntz und dessen Verlobte Anna Catharina Kaysser. Als

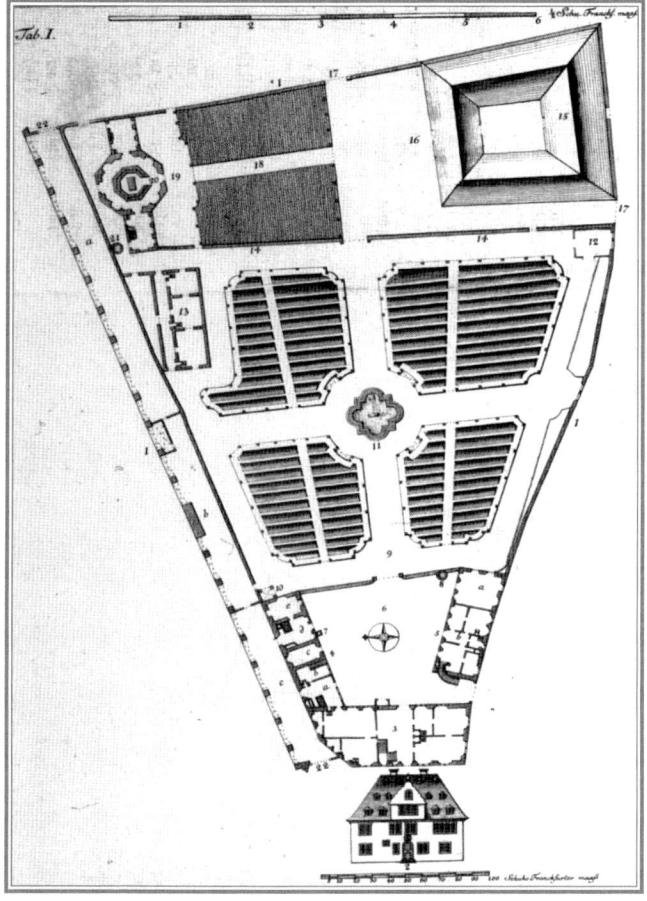

Lageplan des Stiftungsgeländes am Eschenheimer Tor mit Stiftshaus (2), Chemielabor (4e), Bibliothek (5), medizinischem Garten (9), Grabstätte (10), Gewächshaus (13), Bürgerhospital (15) und Anatomie (20). Kupferstich von Johann Heinrich Wicker, 1770.

Senckenberg 1768 in das Stiftshaus am Eschenheimer Tor ein-
zog, glich das übrige Gelände noch einer Baustelle. Kurz hin-
tereinander begannen im Frühjahr und im Sommer 1768 die
Bauarbeiten für ein beheizbares Gewächshaus und das Theatrum anatomicum. Die Grundrisse für die beiden Neubauten
sowie die Lagepläne für den medizinischen Garten und das
gesamte Stiftungsgelände hatte der am 1. Mai 1767 von
Senckenberg als Botaniker eingestellte Johann Heinrich
Baeumerth in Absprache mit seinem Dienstherrn entworfen.
Baeumerth bezog ein jährliches Honorar von zweihundert
Gulden nebst freier Kost und Logis und wurde bei der Verwirklichung des auch als „Medizinisches Institut" bezeichneten
wissenschaftlichen Teils der Stiftung zu Senckenbergs rechter
Hand. Die Anlage des medizinischen Gartens erfolgte nach
dem Vorbild des botanischen Gartens der schwedischen Uni-
versität Upsala, den der Begründer der systematischen Botanik, Carl von Linné, gestaltet hatte. Im Hortus medicus der
„Dr. Senckenbergischen Stiftung" sollten vornehmlich Heilpflanzen zur Belehrung der Ärzte, Apotheker, Chirurgen und
Hebammen herangezogen werden. Die Rekonvaleszenten des
Bürgerhospitals hatten ebenfalls Zutritt zu dem Garten, damit
sie sich an der frischen Luft Bewegung verschaffen und an der
Farbenpracht der Blumenbeete erfreuen konnten. Hunde
waren verboten. Das Hauptaugenmerk Senckenbergs, der über
die Heilkraft der Beeren des Maiglöckchens promoviert hatte,
galt den heimischen Arzneipflanzen. „Dieser", so der Physicus
zur Grundkonzeption des Stiftsgartens, „soll nicht aus vielen
exoticis bestehen, die viele Kosten machen, damit nicht das
Geld nöthigeren Dingen entzogen werde. Plantae Germaniae
indigenae [= einheimische Gewächse Germaniens] sind mein
Hauptmerk, und solche, die eine gleiche Zonam und Clima zur

Geburths-Stätten haben und unsere aerem aquas und locos [= Luft, Wasser- und Bodenbeschaffenheit] vertragen können. [...] In allen Stücken sehe mehr auf usum als lusum Sine usu sumtuosum [= Nutzen als Spielerei, die ohne Nutzen aufwendig betrieben wurde]. Nicht aus vielem Gärtner-Staat und Auriculis, Anemonen, Ranunkeln, Tulpen, Hyacinthen und nicht ein Blumisten- sondern medicinischer Garten seyn."[193] Die Bauarbeiten für die Anatomie und das Bürgerhospital verzögerten die endgültige Anlage des medizinischen Gartens. Gelagertes Baumaterial und unachtsame Handwerker schadeten den vorhandenen Anpflanzungen. Bitter beklagte Senckenberg im Jahr 1772 zum Beispiel den Verlust eines Exemplars der seltenen Salvia glutinosa (Klebriger Salbei), „weil die Handwerksleute, die allhier

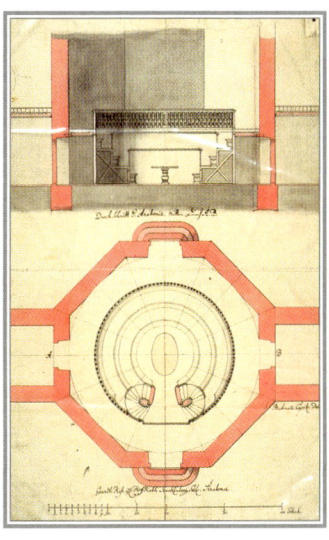

im Hof arbeiten an diesen Platz gingen und den Urin daselbst abschlugen, damit wurde sie tot gepißt."[194] Die Realisation des medizinischen Gartens als Ganzes erfolgte erst 1774, mithin zwei Jahre nach Senckenbergs Tod, anhand eines vom Stiftsgärtner Johann Heinrich Baeumerth und vom Stiftsarzt Johann Jacob Reichard der Administration vorgelegten Entwurfs.

Das geplante Anatomiegebäude sollte die als Provisorium nicht länger zu akzep-

Querschnitt und Grundriss des Hauptgebäudes der Anatomie. Kolorierte Federzeichnung, um 1768.

tierende Anatomie-Kammer im Gasthof „Zum Elephanten"
ersetzen. Nach Senckenbergs Vorstellungen und Baeumerths
Zeichnungen entstand an der nordöstlichen Ecke des Stiftungsgeländes in zweijähriger Bauzeit ein oktogonales Hauptgebäude
mit zwei Anbauten für die Küche der Anatomie und das Präpa-
ratorium. Im Zentrum des Achteckbaus stand der von aufsteigenden Bankreihen umgebene Seziertisch. In den acht Ecken
des Anatomiesaals waren Nischen zur Aufstellung von Skelet-
ten vorgesehen. Mit einem Deckengemälde in der Laterne auf
der Kuppel des Hauptgebäudes beauftragte Senckenberg den
Architektur- und Freskomaler Christian Stöcklin. Das fertige
Fresko zeigte mehrere Genien mit Symbolen der Vergänglich-
keit wie Seifenblasen oder Sanduhren. Auf der Laterne des
Hauptgebäudes platzierte Senckenberg sinnigerweise eine
Saturn-Statue mit Sanduhr und Sense in den Händen. Die Sta-
tue wurde um 1870 auf Wunsch sich vor dem vermeintlichen

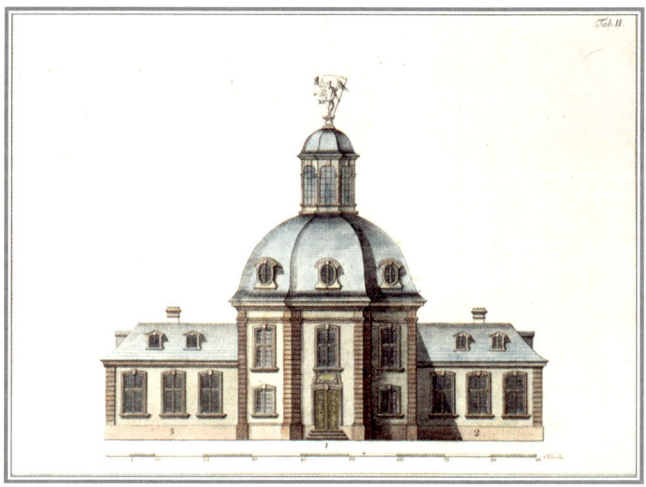

*Ansicht des Theatrum anatomicum. Kolorierter Kupferstich von Johann
Heinrich Wicker, 1770.*

„Sensenmann" fürchtender Patienten demontiert. Ohnehin bereitete die unmittelbare Nachbarschaft zur Anatomie nicht wenigen Kranken im Bürgerhospital Unbehagen. Zu Unrecht, denn verstorbene Patienten wurden im Theatrum anatomicum nur seziert, wenn sie zu Lebzeiten ihr Einverständnis erklärt hatten.[195] Der Vorlesungsbetrieb in dem viel gerühmten Theatrum anatomicum konnte, nachdem das Gebäude vollständig eingerichtet war, 1776 beginnen. Zur Regelung des Betriebs und zur Wahrung der Pietät hatte Senckenberg schon im Juli 1770 die „Leges anatomicae" verfasst (Anweisungen für die Anatomie). Außer zur Beachtung von Hygienevorschriften und zur Schonung des Inventars wurden die Besucher der Anatomie zur Ehrfurcht vor den Toten angehalten: „Deshalb", so der dritte Paragraf der Anweisungen, „hüte sich jeder Anwesende, die Nacktheit des Körpers zur Erregung unanständiger Gefühle bei sich und Anderen zu mißbrauchen, wenn er sich nicht einer Bestrafung seines unpassenden Verhaltens und dem Ausschluß aus dem Kreise der Schüler und Zuschauer aussetzen will. Der Prosektor soll streng die Ehrbarkeit wahren und in einer so ernsten Sache keine Scherze dulden."[196] Wohlweislich hatte Senckenberg der Verwirklichung des Medizinischen Instituts mit Bibliothek, Sammlungen, Labor, Anatomie und Garten Vorrang gegeben: „Wenn der Tod mich überraschen sollte, ehe mein Werk ganz vollendet, so wird das Krankenhaus nicht dabei leiden, aber desto eher möchte man vergessen, dass ich der Wissenschaft einen Tempel bauen wollte."[197]

Für den Bau des Bürgerhospitals suchte Johann Christian Senckenberg noch potentielle Mitstreiter, da „ein solches Unternehmen eines Mannes Werk nicht seyn kann."[198] Namhafte Spenden für den Hospitalbau blieben indessen aus. Das 1767 angelegte Spendenbuch der „Dr. Senckenbergischen Stiftung" verzeichnet bis Dezember 1768 den Eingang von gerade mal neunzig Gulden. Bis auf eine Ausnahme handelte es sich bei den Kleinspenden um „Gottespfennige". Beim erfolgreichen Abschluss von Immobiliengeschäften oder Mietverträgen herrschte damals der schöne Brauch, dass die Vertragspartner eine kleine Spende, den „Gottespfennig", an eine wohltätige Einrichtung abführten. Obwohl es, wie gesagt, um keine großen Beträge ging, beschwerte sich der Allgemeine Almosenkasten beim Rat über den Mitkonkurrenten und erwirkte am 13. September 1768 den Erlass eines Sammelverbots für die „Dr. Senckenbergische Stiftung". Senckenberg legte gegen das Ratsdekret sofort Widerspruch ein und brachte eine Druckschrift in Umlauf, in der er für seine Stiftung die rechtliche Gleichbehandlung forderte, zumal die „Gottespfennige" dem gemeinnützigen Bürgerhospital zugute kommen sollten. In einer privaten Notiz ließ Senckenberg seinem Zorn über die Quertreibereien des Rats freien Lauf: „Es sey ein desolater Zustand in dem Römer, noch nie so elend zugegangen, als jetzt. So hat man Stiftungen wenn der Stiftungsbrief weg ist, das Capital in den Sack gesteckt und nur allein der Namen übrig ist. So hätten sie es meinem Capital auch gemacht. [...] Das sind Regiments Spitzbuben!"[199] Das Verbot „Gottespfennige" zu sammeln, wurde offenbar nicht in die Praxis umgesetzt, denn das Spendenbuch der „Dr. Senckenbergischen Stiftung" listet auch nach 1768 weitere Einnahmen auf und zwar mit steigender Tendenz. Die ersten beiden Großspender waren der Handelsmann Johann Heinrich Frohn und der Bankier Simon Moritz Bethmann, die 1770 und 1771 den Hospitalbau mit jeweils 1.000 Gulden förderten. Unterdessen trieb Senckenberg den inneren Aufbau der Stiftung voran, indem er 1771 die vier Kaufleute Heinrich Remigius Brönner, Seeger

Münch, Johann Jacob Salzwedel und Gottfried Schubart zur
Mitarbeit am Bürgerhospital gewinnen konnte. Von den
Bestimmungen der Stiftungsbriefe abweichend überging
Senckenberg bei der Berufung der ärztlichen Mitglieder der
Stiftungsadministration die beiden Stadtärzte Cornelius Gladbach und Johann Michael Hoffmann; ersteren hielt der Stifter
wegen eines „unsauberen" Bankrotts, letzteren wegen seiner
„unehrlichen" Herkunft aus einer Scharfrichterfamilie für
ungeeignet. Als Administratoren berief Senckenberg 1771
unter seinem Vorsitz die beiden Physici Philipp Bernhard Pettmann und Johann Adolph Behrends sowie die beiden Medici
Johann Christian Kisner und Friedrich Sigismund Müller.[200]

Der Stifter Senckenberg griff am frühen Abend des 9. Juli 1771
selbst zur Maurerkelle, um an der Ecke Hinter der Schlimmen
Mauer und Radgasse eigenhändig den Grundstein für das Bürgerhospital zu legen. Mit der Aushebung der Baugrube war nach
einem positiven Bescheid des Bauamts schon am 19. Juni 1771
begonnen worden. Die nach den Wünschen Senckenbergs
gezeichneten Baupläne stammten von dem Architekten Therbou. Der Bauherr hatte sich nach einer Begutachtung des
Frankfurter Hospitals zum Heiligen Geist sowie nach dem Studium der Grundrisse des Ulmer Spitals und der Berliner Charité
hinsichtlich der Raumaufteilung gegen die üblichen großen
Krankensäle und für kleinere Mehrbettzimmer entschieden. In
dem zuerst als geschlossener Viereckbau geplanten zweistöcki-
gen Zweckbau mit schönem Mansarddach lagen die Flure zum
Innenhof und die Kranken- und Pfründnerzimmer zur Außen-
seite. Grundsätzlich sollte nach dem Willen Senckenbergs die
Architektur der Heilanstalt dem Wohl der Patienten dienen:
„Mein Bürger-Hospital will ich angenehm und nützlich

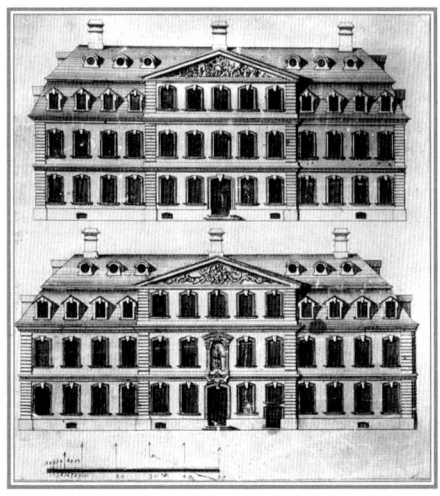

Fassaden-Aufrisse des Bürgerhospitals ohne und
mit Christusstatue über dem Eingang, 1770/71.

machen, dass Kranke mit Plaisir darin(n)en sind, u(nd) Lust
haben da zu seyn, auch ehe gesund werden."[201] Das Bürgerhospital sollte armen Kranken und Alten offen stehen. Senckenberg
hatte dem Hospital eine Doppelfunktion gegeben, nach der sich
auch alleinstehende Frauen und Männer als Pfründner in die
Anstalt einkaufen konnten. Im Gegenzug erhielten die Pfründner bis zu ihrem Tod alles, was sie zum Leben brauchten, einschließlich ärztlicher Versorgung und Pflege bei nachlassender
Gesundheit.[202] Die Bauarbeiten kamen voran – im Herbst 1772
war das Gebäude mit der Hauptfassade sowie dem östlichen und
dem nördlichen Flügel etwa zur Hälfte fertig gestellt. Johann
Christian Senckenberg hat die Eröffnung des Bürgerhospitals
am 21. März 1779 nicht mehr erlebt. Der tragische Sturz vom
gerade vollendeten Uhrtürmchen hatte am 15. November 1772
seinem Leben ein vorzeitiges Ende gesetzt.

„Lerne zu sterben während du lebst"
Senckenbergs Beisetzung und Nachleben

Es war Ironie des Schicksals, dass ausgerechnet die sterbliche Hülle Johann Christian Senckenbergs, der eine Sektion des eigenen Leichnams untersagt hatte, am 17. November 1772 als erste im Theatrum anatomicum geöffnet wurde. Dies war erforderlich, da es sich um eine gewaltsame Todesursache handelte. Das Ergebnis der von den Stadtärzten Behrends, Kisner und Müller sowie sechs Chirurgen vorgenommenen Sektion war eindeutig: Der Stifter hatte sich bei dem Sturz vom Uhrtürmchen eine stark blutende Wunde am Hinterkopf und eine schwere Halswirbelsäulenfraktur zugezogen. Durch Brüche und Verschiebungen des dritten bis siebten Halswirbelkörpers kam es zu einer im Rückenmarkskanal aufsteigenden Blutung mit Einklemmung der Medulla oblongata, was nach fast vierstündigem Todeskampf zum Aussetzen der Atmung und zum Zusammenbruch des Kreislaufs führte.[203] Als Neffe

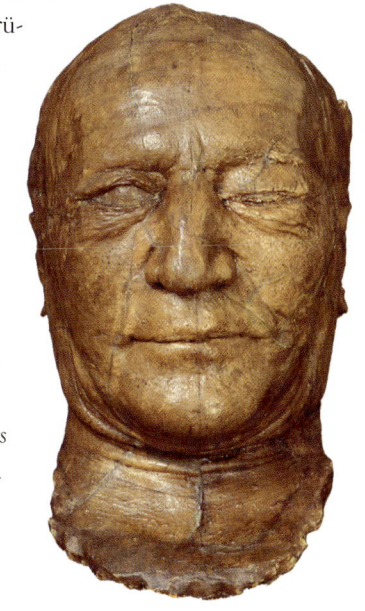

Johann Christian Senckenbergs
Totenmaske von Christian Benjamin
Rauschner, November 1772.

und Testamentsvollstrecker veranlasste Renatus von Senckenberg die Abnahme einer noch heute erhaltenen Totenmaske
durch den Bildhauer Christian Benjamin Rauschner und kümmerte sich um die von Senckenberg bis ins Detail geregelte
Beisetzung. Senckenberg hatte frühzeitig aus dem grünen
Brautkleid seiner ersten Ehefrau ein Sterbehemd schneidern
lassen und einen nach seinen Wünschen gezimmerten Sarg
erworben. Bei Fackelschein trugen am Abend des 18. November 1772 Frankfurter Chirurgen den Sarg des Stifters, gefolgt
von Renatus, den Mitgliedern der Stiftungsadministration und
zahlreichen Trauergästen, von der Anatomie durch den botanischen Garten zur Gruft am Stiftshaus. Für die Sargträger
hatte Senckenberg zu Lebzeiten jeweils einen Dukaten mit der
Aufschrift „Salus publica salus mea" bereitgelegt (Das allgemeine Wohl ist mein Wohl). Auf der vom Verstorbenen selbst
verfassten lateinischen Grabinschrift musste nur noch das
Sterbedatum eingetragen werden; sie lautet übersetzt: „Gott
dem Allmächtigen zu Ehren. In diesem Grabe liegt verwahret
der irdische Leib Johann Christian Senckenbergs, der in seinem Leben, durch die Güte des erbarmenden Gottes, ein red-
licher Bürger und treuer Arzt gewesen ist, der die Erde für den
Ort der Verbannung, den Himmel aber für sein Vaterland
gehalten hat, dahin er freudig zurück gekehrt ist, als er durch
einen sanften Tod die Freiheit erhielt, Im Jahr MDCCLXXII den
XV. November, Gebohren MDCCVII den XXVIII. Februar.
Lerne zu sterben während du lebst: So hast du durch den Tod das
Leben erworben; denn nur der wird gekrönt, der überwindet."[204]

Sterben und Tod waren in der Frühen Neuzeit Bestandteile des
alltäglichen Lebens. In Anbetracht der unsicheren Lebensläufe erschien eine rechtzeitige Vorbereitung auf das Ende rat-

sam. Die Beschäftigung mit dem Tod als einem wesentlichen Element der „conditio humana"[205] prägte das Bewusstsein und die Lebensweise vieler Christen. Der Reformator Martin Luther soll auf die Frage, was er tun würde, wenn er wüsste, dass er nur noch einen Tag zu leben hätte, sinngemäß geantwortet haben, dass er sogleich einen Baum pflanzen würde. Johann Christian Senckenberg hat eine Stiftung gegründet und alle Vorbereitungen für seine Beisetzung beizeiten getroffen. „Es gibt zwar Menschen genug", so Renatus von Senckenberg über die Motive des Onkels, sein Nachleben zu sichern, „die sich, gleich ihm, Grab und Grabstein und Grabschrift bei Lebzeiten zurecht machen laßen. Aber wie viele, selbst von denen die hierin eine Eitelkeit suchen, denken, wenn sie alleine und wenn sie gutes Muths sind, mit Ruhe, mit Fröhlichkeit an das vielleicht bald erscheinende Ende ihres leiblichen Wohlstands, an die gänzliche Störung in allen ihren Unternehmungen? Nicht so der Mann von dessen Leben und Gesinnungen ich hier Nachricht gebe. Ein doppelter [...] Besuch hat mich überzeugt, daß ihm, wie es einem wahren Christen sein soll, der Gedanke an den Tod nicht bitter, und die Hoffnung der seeligen

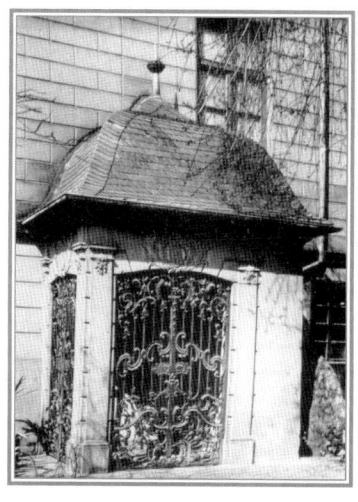

Senckenbergs Grabstätte am Stiftshaus.
Lichtdruck von Carl Friedrich Fay,
um 1900.

Unsterblichkeit das allersüsseste war."[206] Johann Christian
Senckenberg war sicherlich nicht völlig frei von Eitelkeit. Der
Berliner Arzt, Ernst Ludwig Heim, ließ sich im September
1772 bei einem Besuch der Stadt Frankfurt von Senckenberg
über das Stiftungsgelände führen. Dabei scheinen dem Stifter
ein wenig die Pferde durchgegangen zu sein, denn Heim
äußerte anschließend den Verdacht, dass Senckenberg „diese
Anstalt fast mehr zu seines Gedächtnisses willen gestiftet"
habe und nicht „damit er der Armuth wirklich als Christ
diene."[207] Heims Vorwurf der Ruhmbegierde wird dem altern-
den Senckenberg, der ganz in seiner Stiftung aufging, nicht
gerecht. Selbst wenn sie für heutige Ohren glorifizierend
klingt, lag der Frankfurter Stadtarchivar Georg Ludwig Kriegk
mit der 1869 formulierten Einschätzung der „Dr. Senckenbergischen Stiftung" richtiger: „Sie war ein Werk inniger Men-
schenliebe, ächten Bürgersinnes, reiner Liebe zur Wissenschaft, uneigennütziger Hingebung für die sittlichen Zwecke
des Lebens, wahrer Frömmigkeit und Gottbegeisterung."[208]

Ohne den Spiritus Rector Senckenberg schlug 1772 für die
Administration der Stiftung die Stunde der Wahrheit. Die mit
den Frankfurter Ärzten Johann Christian Kisner (Vorsitzender), Johann Adolph Behrends, Friedrich Sigismund Müller
und Philipp Bernhard Pettmann sowie vier weiteren angese-
henen Bürgern besetzte Administration nahm mit Senckenbergs Neffen Renatus das Heft in die Hand, um nicht zuletzt in
der Stadt das „schleichende Gemurmel, dass das Burgerhospi-
tal nicht zu seiner Vollkommenheit kommen wuerde"[209] zu
beenden. Nach bald achtjähriger Bau- und Vorbereitungszeit
konnte das von Baumeister Joseph Therbou geplante Bürgerhospital am 21. März 1779 Hinter der Schlimmen Mauer
(heute: Stiftstraße 30) feierlich eröffnet werden. Der evangeli-

sche Prediger und Hospitalseelsorger Johann Andreas Claus
rückte an jenem denkwürdigen Sonntagnachmittag im März
1779 die christlichen Motive des auf der Hospitalbaustelle
tödlich verunglückten Wohltäters Senckenberg in den Mittelpunkt seiner Einweihungsrede. Gott der Herr habe Senckenbergs Herz geleitet, als er das Bürgerhospital zur unentgeltli-
chen Aufnahme kranker armer Bürger und Beisassen stiftete.
Im Unterschied zum Medizinischen Institut, das über die Zinserträge des Stiftungskapitals kaum die laufenden Ausgaben zu
bestreiten vermochte, nahm das Bürgerhospital dank reichlich
fließender Spendengelder eine erfreuliche Entwicklung.[210]

Der Dichterfürst Johann Wolfgang von Goethe unterzog im
Spätsommer 1815 bei seinem letzten Frankfurt-Besuch auch
die „Dr. Senckenbergische Stiftung" einer kritischen Betrach-
tung. Über die Diskrepanz zwischen dem Bürgerhospital und
dem Medizinischen Institut sowie die sonstigen Frankfurter
Beobachtungen berichtete Goethe 1816 im „Morgenblatt für
die gebildeten Stände". In dem Beitrag beschrieb Goethe das
Hospital als „palastähnlich" und kam zu dem Ergebnis: „Hier
bleibt nichts zu wünschen übrig."[211] Ganz anders verhielt es
sich dagegen mit dem Medizinischen Institut, das der Dichter
und Naturwissenschaftler in „Staub und Verborgenheit" ver-
sinken sah. Goethe rief die Frankfurter auf, sich verstärkt den
fortschrittlichen Naturwissenschaften zuzuwenden, und
schlug vor, eine botanische Vereinigung zu gründen, das ver-
waiste Chemielabor wieder in Betrieb zu nehmen und die
Anatomie in eine physikalische Anstalt umzuwandeln.

Der Mahnruf fand in Frankfurt Gehör. Über die Gründung wis-
senschaftlicher Vereine kam das Medizinische Institut zu neuer
Blüte. Auf Initiative des Anatomielehrers Philipp Jacob Cretz-

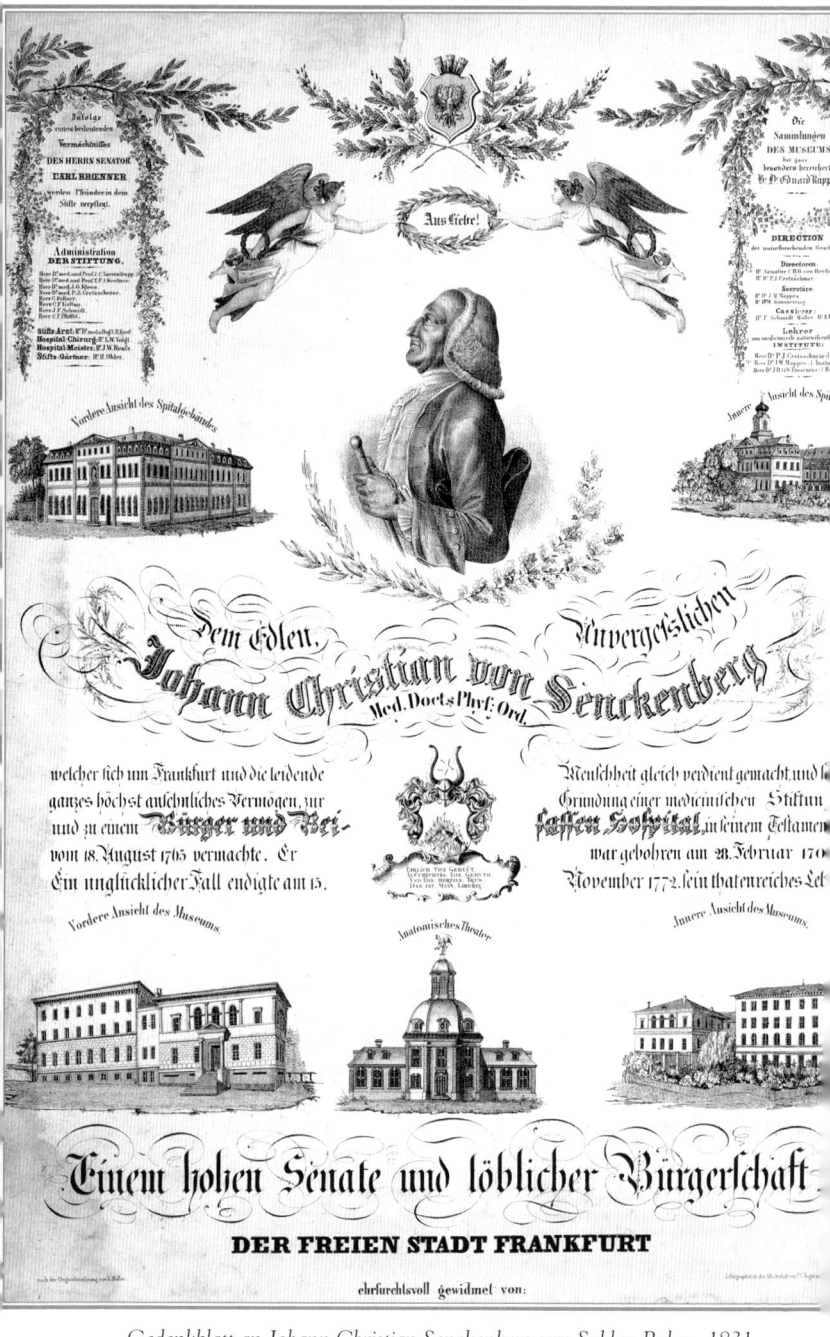

Gedenkblatt an Johann Christian Senckenberg von Soldan Rohm, 1831.

schmar und unter Mitwirkung der Stiftungsvertreter Neeff, Neuburg (Administration), Reus (Hospitalmeister) und Becker (Stiftsgärtner) erfolgte am 22. November 1817 die Konstituierung der Senckenbergischen Naturforschenden Gesellschaft. Zum Namen der Gesellschaft hieß es in der ersten gedruckten Satzung von 1819: „Um das Andenken Johann Christian Senckenbergs, des ersten Stifters einer naturwissenschaftlichen Anstalt in dieser Stadt, zu ehren, um zu der Erreichung seiner hierbei ausgesprochenen Zwecke beizutragen, und um zu diesem Ende so viel als möglich an sein Institut anzuschließen und dessen Zwecke zu unterstützen, hat die Gesellschaft mit Genehmigung der Administration dieser Stiftung den Namen Senckenbergische Naturforschende Gesellschaft angenommen und das Wappen der Stiftung zu dem ihrigen gewählt."[212] An dem 1821 von Stadtbaumeister Hess neben dem teilweise niedergelegten Stiftshaus am Eschenheimer Tor errichteten „Naturhistorischen Museum" beteiligte sich das Bürgerhospital mit 1.000 Gulden. Zwischen den nacheinander ins Leben gerufenen Physikalischen (1824), Geographischen (1836), Ärztlichen (1845) und Mikroskopischen Vereinen (1855), die alle mit dem Medizinischen Institut kooperierten und die Einrichtungen der Stiftung mitbenutzten, bestanden enge personelle Verflechtungen in Form von Doppelmitgliedschaften. Die Büchereien der Naturforschenden Gesellschaft, des Physikalischen und des Geographischen Vereins wurden 1850 zur Senckenbergischen Bibliothek vereinigt. Mitte des 19. Jahrhunderts bildete die „Dr. Senckenbergische Stiftung" das Zentrum der Naturwissenschaften in Frankfurt.[213]

Oberbürgermeister Franz Adickes setzte um die Jahrhundertwende alles daran, aus dem Handels- und Finanzplatz Frankfurt auch eine Stadt der Wissenschaft zu machen. Die „Dr. Senckenbergische Stiftung" spielte in den Universitäts-Plänen des Stadtoberhaupts eine zentrale Rolle. Im Vorfeld der Hochschulgründung vereinbarten der Oberbürgermeister und die Senckenbergische Stiftung den Verkauf des Stiftungsgeländes am Eschenheimer Tor. Über den Erlös aus dem Grundstücksverkauf sollten Neubauten an der Nibelungenallee (Bürgerhospital), an der heutigen Senckenberganlage (Naturhistorisches Museum, Physikalischer Verein und Bibliothek), beim Palmengarten (Botanischer Garten) und beim Städtischen Krankenhaus in Sachsenhausen (Anatomie) finanziert werden. Die feierliche Unterzeichnung des Vertragswerks über den Verkauf des Stiftungsgeländes und die Verteilung der einzelnen Einrichtungen über die Außenbereiche der Stadt bildete am 18. August 1903, dem 140sten Stiftungstag, eine tiefe Zäsur in der Geschichte der „Dr. Senckenbergische Stiftung". Der Vertrag besiegelte das Ende der räumlichen Einheit der Stiftung.[214]

Senckenbergs Lebenswerk wirkt bis heute fort. Das Bürgerhospital befindet sich nach wie vor im Besitz der Stiftung. Die anderen Institute sind in die 1914 von der „Dr. Senckenbergischen Stiftung" mitbegründete Frankfurter Universität eingegangen. Mit der Einbeziehung der „Dr. Senckenbergischen Anatomie", des „Senckenbergischen Instituts für Pathologie", des „Botanischen Instituts" und der „Senckenbergischen Bibliothek" (seit 1. Januar 2005: Universitätsbibliothek Johann Christian Senckenberg) in die Universität sowie dem 1938 nachträglich gegründeten universitären „Senckenbergischen Instituts für Geschichte und Ethik der Medizin" erfüllte sich die Vision des Arztes und Stifters: Johann Christian Senckenberg hat einen dauerhaften Beitrag zur besseren medizinischen Versorgung in Frankfurt am Main geleistet.[215]

Zeittafel

28. Februar 1707	Johann Christian wird als zweiter Sohn des Arztes Johann Hartmann Senckenberg und seiner Ehefrau Anna Margarethe in der Frankfurter Hasengasse geboren.
26./27. Juni 1719	Das Elternhaus „Zu den drei kleinen Hasen" wird beim großen „Christenbrand" ein Raub der Flammen.
Frühjahr 1721	Das Wohnhaus in der Hasengasse ist wieder aufgebaut.
7. Oktober 1723	Der Rat bewilligt ein vom Vater für Johann Christian beantragtes Stipendium zum Studium der Medizin.
Oktober 1726 bis Mai 1727	Hospitation beim Solmsischen Leibarzt Reich.
1727	Anatomie- und Chirurgieunterricht bei den Frankfurter Stadtärzten Büttner und Grambs.
Mai 1730	Aufnahme des Medizinstudiums an der Universität Halle/Saale.
26. September 1730	Der Vater stirbt im Alter von 75 Jahren.

17. Juli 1731	Abbruch des Medizinstudiums. Anschließend ärztlicher Begleiter des sachsen-gothaischen Geheimrats Baron von Heeringen.
11. bis 15. April 1732	Begegnung mit dem radikalen Pietisten Johann Konrad Dippel in Berleburg.
19. April 1732	Rückkehr nach Frankfurt ins Elternhaus.
7. bis 26. August 1732	Zweite Begegnung mit Dippel.
März bis Juli 1735	Leibarzt der Gräfin von Dhaun.
Herbst 1735	Beginnt mit der Dissertation „Über die Heilkraft der Beeren des Maiglöckchens".
August bis Oktober 1736	Aufenthalt im Siegerland.
Juni 1737	Nach seelischen Problemen zur Kur in Ems.
26. August 1737	Immatrikulation und Rigorosum an der Universität Göttingen.
4. September 1737	Disputation und Promotionsrede „Über die Frömmigkeit des Arztes".

18. September 1737	Promotion zum Doktor der Medizin.
Oktober 1737	Rückkehr nach Frankfurt.
Dezember 1737	Aufnahme in die Frankfurter Ärzteschaft durch das Sanitätsamt der Stadt und offizielle Eröffnung einer Praxis im Elternhaus.
September bis Dezember 1739	Als Leibarzt des Landgrafen Friedrich III. Jakob von Hesen-Homburg in Tournai.
1. Mai 1740	Tod der Mutter.
7. Juni 1742	Eheschließung mit der Juwelierstochter Johanna Rebecca Riese.
20. Juni 1742	Aufnahme in das Frankfurter Bürgerrecht.
19. Oktober 1743	Geburt der Tochter Anna Margarethe.
26. Oktober 1743	Die Ehefrau und Mutter Johanna Rebecca stirbt am Kindbettfieber.
24. November 1744	Vereidigung zum Physicus extraordinarius.
17. Dezember 1744	Zweite Ehe mit Katharina Rebecca Mettingh.

Juli 1745	Tod der Tochter aus erster Ehe.
27. Juni 1747	Geburt des Sohns Eberhard Jacob, der noch im Babyalter stirbt.
11. Dezember 1747	Tod der zweiten Ehefrau.
2. Januar 1748	Ernennung zum Hofrat und Leibmedicus des Landgrafen Wilhelm VIII. von Hessen-Kassel.
8. Juli 1754	Dritte Ehe mit Antonetta Elisabetha Rupprecht.
Oktober 1755	Ernennung zum Physicus ordinarius.
13. September 1756	Tod der dritten Ehefrau.
18. August 1763	Unterzeichnung des „Haupt-Stiftungs-Briefs". Senckenberg stiftet sein Vermögen zur Verbesserung des Frankfurter Gesundheitswesens.
16. Dezember 1765	Die „Dr. Senckenbergische Stiftung" wird nachträglich um ein Bürgerhospital erweitert.
22. Februar 1766	Kauf des drei Hektar großen Stiftungsgeländes am Eschenheimer Tor.

25. März 1768   Verkauf des Elternhauses „Zu den drei
                           kleinen Hasen" und Umzug in das
                           Stiftshaus am Eschenheimer Tor.

28. Februar 1769   Verhaftung des jüngsten Bruders
                           Johann Erasmus von Senckenberg.

1768 bis 1770   Bau des Theatrum anatomicum auf
                           dem Stiftungsgelände.

9. Juli 1771   Grundsteinlegung für das Bürgerhos-
                           pital.

15. November 1772   Tödlicher Sturz vom Uhrtürmchen
                           des Bürgerhospitals.

Anmerkungen

ISG Institut für Stadtgeschichte Frankfurt a. M.
SA   Senckenberg-Archiv der Universitätsbibliothek Johann Christian
     Senckenberg Frankfurt a. M.

[1] Renatus von Senckenberg, Nachricht von dem Leben und Charakter D.
Johann Christian Senkenbergs, um 1773, SA Mappe 1. Siehe auch das zwischen 1938 und 1947 verfasste Standardwerk von August de Bary, Senckenberg (1947) und J. M. Mappes, S. 13.

[2] „Freytaegige Frankfurter Kayserl. Reichs-Ober-Post-Amts-Zeitung" vom 20.
November 1772. Siehe auch: H. Naujoks, Physicus.

[3] Vgl. A. de Bary, Senckenberg (1947), S. 29 und H. Jung/ D. Uhlich, S. 7 f.
und 20 f. sowie S. A. Scheidel, S. 30 f.

[4] Zitiert nach: G. L. Kriegk, S. 10.

[5] J. W. v. Goethe, S. 77 f. Vgl. A. de Bary, Senckenberg (1947), S. 54.

[6] Zitiert nach: G. L. Kriegk, S. 19. Siehe auch B. Dölemeyer, S. 104 ff.

[7] Vgl. G. L. Kriegk, S. 20 f., 25 und 29 sowie B. Dölemeyer, 107 f.

[8] R. v. Senckenberg, wie Anm. 1.

[9] Vgl. O. Liermann, S. 149 ff. und A. de Bary, Senckenberg (1947), S. 32 f.
und 41.

[10] Vgl. „Des Heil. Reichs-Stadt Franckfurt am Mayn/ erneuerte Feuer-Ordnung/ im Jahr MDCCIII.", in: A. A. v. Lersner, S. 545 – 549.

[11] J. F. Starck, S. 64.

[12] Anonym, Eigentliche und wahrhaffte Erzehlung, S. 3. Vgl. W. Stricker, Der
grosse Christenbrand, S. 333.

[13] 1 Stück = 1.147 Liter.

[14] Vgl. die Bauordnung für die im Jahr 1719 abgebrannten Häuser vom 27. Juli
1719, in: J. C. Beyerbach, Bd. 5, 1798, S. 1099 – 1101, den zwischen Johann
Hartmann Senckenberg und dem Zimmermann Detlev Dehn vereinbarten
Werkvertrag vom 25. Mai 1720, SA Mappe 216 und „Zu verlehnen in der
Stadt", in: Ordentliche Wochentliche Franckfurter Frag- und Anzeigungs-Nachrichten vom 16. Februar 1745.

[15] H. S. Hüsgen, S. 46.

[16] J. B. Müller, S. 19.

[17] Ebd., S. 26.

[18] Der Kupferstecher Matthäus Merian d. Ä. wählte 1628 in der näheren Bezeichnung seines berühmten Stadtplans von Frankfurt die Formel „Emporium tam Germaniae quam totius Europae Celeberrimum" (= Der berühmteste Handelsplatz sowohl Germaniens als auch ganz Europas), vgl. M. Rothmann, S. 9.

[19] „Frankfurter Kayserl. Reichs-Ober-Post-Amts-Zeitung" vom 19. März 1764. Zur Wahl und Krönung zuletzt: E. Brockhoff, M. Matthäus.

[20] Bornheim, Hausen, Oberrad, Bonames, Dortelweil, Niedererlenbach, Niederrad und Niederursel.

[21] Vgl. R. Koch, Grundlagen, S. 76 – 183, R. Roth, S. 65 – 88 und J. Eibach, S. 38 – 51.

[22] Vgl. F. Backhaus, passim.

[23] Kleider-, Hochzeit- und Trauer-Ordnung vom 7. Oktober 1731, in: J. C. Beyerbach, Bd. 2, 1798, S. 167 – 178, J. Eibach, S. 46 und 50 f. sowie I. Worgitzki, S. 172 – 179 und 182 ff.

[24] Vgl. ISG, Senatsprotokoll 1723, f. 70r., G. L. Kriegk, S. 214 f., A. de Bary, Senckenberg (1947), S. 33 und B. Müller, S. 37.

[25] Vgl. R. v. Senckenberg, wie Anm. 1, G. L. Kriegk, S. 214 f. und A. de Bary, Senckenberg (1947), S. 45 – 53.

[26] Schon als 19-jähriger hatte Senckenberg damit begonnen, über alles, was ihn bewegte, schriftliche Aufzeichnungen zu machen. Die so genannten „Miscellanea" enthalten eine bunte Mischung aus medizinischen Belehrungen, Kochrezepten, Zeitungsberichten, botanischen Beobachtungen und religiösen Betrachtungen, vgl. A. de Bary, Senckenberg (1947), S. 34.

[27] Vgl. H.-H. Eulner, Tagebücher, S. 233. Ausweislich der Übernahmebestätigung vom 18. März 1965 hat die Senckenbergische Bibliothek seinerzeit von der Dr. Senckenbergischen Stiftung 52 Tagebücher erhalten.

[28] Johann Christian Senckenberg, Observationes physicae et medicae in me ipso factae, Bd. 1, S. 1 (SA).

[29] Zitiert nach: H.-H. Eulner, Tagebücher, S. 242.

[30] G. L. Kriegk, S. 275.

[31] Vgl. A. de Bary, Senckenberg (1947), S. 53 – 57 und W. Artelt, o. S.

[32] Vgl. A. de Bary, Senckenberg (1947), S. 58 – 62 und H. Goerke, S. 210.

[33] Vgl. E. H. Ackerknecht, S. 113 f., D. Krause, S. 7 – 10 und H. Goerke, S. 18.

[34] A. de Bary, Senckenberg (1947), S. 62 – 68.

[35] Vgl. Ebd., S. 45 f.

[36] Vgl. U. Benzenhöfer, passim.

[37] Vgl. E. H. Ackerknecht, S. 93 – 96 und H. Goerke, S. 208 f.

[38] Vgl. A. de Bary, Senckenberg (1947), S. 71 ff.

[39] Vgl. Ebd., S. 69 – 76.

[40] Vgl. Ebd., S. 83 und 96, C. Kutz, S. 48 f. und J. Wallmann, S. 264 – 298.

[41] Vgl. G. L. Kriegk, S. 220 – 227 und A. Schindling, S. 253 ff.

[42] Vgl. S. Goldschmidt, S. 11 – 15 und 270 ff. sowie A. de Bary, Senckenberg (1947), S. 77 – 82.

[43] Zitiert nach: R. Jung, S. 7 f.

[44] Zitiert nach: G. L. Kriegk, S. 230. Vgl. H. Voelcker, Kirche, S. 144 ff.

[45] Zitiert nach: G. L. Kriegk, S. 305.

[46] Diese Einschätzung verdanke ich dem Leiter der Abteilung Psychiatrie des Frankfurter Stadtgesundheitsamtes, Dr. med. Hans-Joachim Kirschenbauer.

[47] Zitiert nach: A. de Bary, Senckenberg (1947), S. 22.

[48] Zitiert nach: Ebd., S. 91.

[49] Vgl. K. Löber, Volksbotanisches, S. 226 – 232.

[50] Protokolle der „Wissenschaftlichen Gesellschaft", Niedersächsische Staats- und Universitätsbibliothek Göttingen, Cod. Ms. Uffenbach 13:V, S. 608.

[51] Ein Teil des Archivs der Dr. Senckenbergischen Stiftung wird als Depositum im Frankfurter Institut für Stadtgeschichte verwahrt, darunter auch die Mappe mit den drei Trockenpflanzen, V 48 Nr. 285.

[52] Johann Christian Senckenberg, Monita und Notamina an meine Herren Executores und das Collegium Medicum zur Nachricht, Execution und Befolgung. In Supplementum des Testamenti und respective Donations – auch Stiftungs-Instrumenti d. d. 18. August 1763 in specie dessen §. 18. 1764. May, f. 58v., SA Mappe 229. Vgl. D. Braum, S. 21 ff. und 151 f. sowie A. de Bary, Senckenberg (1947), S. 103 f. Der Entwurf für die geplante Dissertation „De melancholia vel de mentis aberrationibus" ist in den Akten leider nicht mehr auffindbar.

[53] „Johann Christian Senckenberg war eher selbstunsicher und trug Züge einer ängstlich vermeidenden und anankastischen Persönlichkeit. Die häufigen Stimmungsschwankungen mit depressiven Einbrüchen können auch im Rahmen einer Persönlichkeitsstörung auftreten. Eine zusätzliche krankhafte affektive Störung wie bei einer Depression kann nicht ausgeschlossen werden." Diese Einschätzung verdanke ich dem Leiter der Abteilung Psychiatrie des Frankfurter Stadtgesundheitsamtes, Dr. med. Hans-Joachim Kirschenbauer.

[54] Zitiert nach: A. de Bary, Senckenberg (1947), S. 123.

[55] Zitiert nach: Ebd., S. 124.

[56] Zitiert nach: Ebd., S. 127. Vgl. K. Löber, Siegerland, S. 13.

[57] Johann Christian Senckenberg, De Lilii Convallium eiusque inprimis Baccae viribus, Göttingen 1737, S. 19, SA Mappe 25. Vgl. A. de Bary, Doktor-

promotion, o. S., ders., Senckenberg (1947), S. 136 f. und L. Spilger, S. 18 f. und 68.

[58] Zitiert nach: L. Spilger, S. 20.

[59] Zitiert nach: Verita Mohr, Das verspätete Examen Senckenbergs, in: Frankfurter Allgemeine Zeitung vom 22. April 1993. Vgl. A. de Bary, Senckenberg (1947), S. 129 – 132.

[60] A. de Bary, Senckenberg (1943), S. 27.

[61] Johann Christian Senckenberg, De pietate medici, Manuskript, Göttingen 1737, SA Mappe 25.

[62] Ebd. Die Übersetzung verdanke ich Claudia Geißler.

[63] Ebd.

[64] Ebd.

[65] Zitiert nach: A. de Bary, Senckenberg (1947), S. 133.

[66] Vgl. G. L. Kriegk, S. 232, L. Spilger, S. 20 ff., E. H. Ackerknecht, S. 119 und A. de Bary, Senckenberg (1947), S. 133 ff.

[67] R. v. Senckenberg, wie Anm. 1.

[68] Zitiert nach: B. Reifenberg, S. 9, Marasmus = Altersschwäche. Vgl. A. de Bary, Senckenberg (1947), S. 138 und 153.

[69] Zitiert nach: A. de Bary, Senckenberg (1935), S. 9.

[70] Zitiert nach: A. de Bary, Senckenberg (1947), S. 169.

[71] Vgl. U. Eisenbach, S. 22 f. und G. Schnapper-Arndt, S. 328 ff.

[72] Anonym, Die Eine Zeitlang Bekandt gewordene und bey vielen sehr belobte Haber-Cur, o. O. und o. J., SA Mappe 55. Vgl. R. Jütte, Ärzte, S. 14 und 131 ff.

[73] Zitiert nach: Barbara Dölemeyer, „Bier und Wein machte meine Humores dick" Johann Christian Senckenberg als Leibarzt des Landgrafen von Homburg, in: Frankfurter Allgemeine Zeitung vom 4. Januar 1999 (Humores = Körpersäfte). Vgl. G. L. Kriegk, S. 232 f. und A. de Bary, Senckenberg (1947), S. 101 f. und 138 – 141.

[74] Zitiert nach: A. de Bary, Bildersammlung, S. 11 f. Vgl. C. Kutz, S. 43 und 65 f. sowie P. F. Gwinner, S. 298 f. und 350 f.

[75] Zitiert nach: A. de Bary, Bildersammlung, S. 11.

[76] Ebd.

[77] Ebd., S. 12.

[78] R. v. Senckenberg, wie Anm. 1. Renatus irrte bei der Altersangabe seines Onkels: Johann Christian Senckenberg ist nur 65 Jahre alt geworden.

[79] J. W. v. Goethe, S. 78.

[80] Avertissement, in: Ordentliche wochentliche Franckfurter Frag- und Anzeigungs-Nachrichten vom 10. August 1762. Vgl. Senckenbergs Notiz

„Instrumente Chirurgia" vom September/ Oktober 1758, SA Mappe 212, A. de Bary, Senckenberg (1947), S. 40 f. und R. Jütte, Ärzte, S. 135 f.

[81] R. v. Senckenberg, wie Anm. 1.

[82] Zitiert nach: A. de Bary, Senckenberg (1947), S. 158. Vgl. ebd., S. 142 und 154 – 158.

[83] Ehevertrag zwischen Johann Christian Senckenberg und Johanna Rebecca Riese vom 15. Mai 1742, SA Mappe 35. Siehe auch: A. de Bary, Senckenberg (1947), S. 143 ff.

[84] Vgl. Bürgerbuch Nr. 13 (1736 – 1749), f. 162v. und B. Dölemeyer, S. 106 f.

[85] Johann Christian Senckenberg, Nachricht von seiner Ehefrauen/ Johanna Rebecca, gebohrnen Riese, Christlichen Leben und Seligen Tode, Frankfurt a. M. 1743, S. 4.

[86] Ebd., S. 11.

[87] Ebd., S. 11 f.

[88] Ebd., S. 12.

[89] Ebd., S. 16. Vgl. S. Wege, I. Zander, S. 43 und 46 sowie R. v. Dülmen, S. 211.

[90] Vgl. den Erbteilungs-Rezess zwischen den fünf Riese-Geschwistern und Johann Christian Senckenberg vom 2. Mai 1746, SA Mappe 217 und A. de Bary, Senckenberg (1947), S. 144 ff. 15.175 Reichstaler = ca. 22.762 Gulden.

[91] R. v. Senckenberg, wie Anm. 1. Vgl. G. L. Kriegk, S. 240 ff., A. de Bary, Senckenberg (1947), S. 146 – 149 und 188 f., ders., Bildersammlung, S. 14 f. und B. Dölemeyer, wie Anm. 73.

[92] „Reformation/ Oder Erneuerte Ordnung des H. Reichs Stadt Franckfurt am Mayn, die Pflege der Gesundheit betreffend; Welche denen Medicis, Apotheckern, Materialisten, und andern Angehoerigen daselbsten auch sonsten jedermaenniglich zur Nachricht gegeben worden", Frankfurt a. M 1743, S. 9. Vgl. T. Bauer, stede arzt, S. 17.

[93] ISG, Senatsprotokolle, 31. Dezember 1743, S. 1063. Vgl. den Revers Johann Christian Senckenbergs zur Vereidigung als Stadtarzt vom 24. November 1744 (Abschrift), SA Mappe 4 und A. de Bary, Senckenberg (1947), S. 120 und 142.

[94] „Ohnmaßgeblicher Vorschlag den dermahligen Zustand des Medicinal-Wesens in Franckfurt am Mayn zu verbessern", 1729, SA Mappe 192 (Zwei Abschriften von unterschiedlicher Hand).

[95] Im Mai 1612 konfrontierten Bürger den von der Patriziergesellschaft Alten-Limpurg beherrschten Rat mit der Einforderung von mehr Mitspracherechten am Stadtregiment. Der 1612/13 unter Mitwirkung der kaiserlichen Kommission ausgehandelte Bürgervertrag bildete das neue Grundgesetz der

Reichsstadt. Zu den wichtigsten Bestimmungen des 71 Punkte umfassenden Bürgervertrags zählten die Offenlegung der Privilegien der Bürgerschaft durch den Rat, die Kooptation von 18 neuen Ratsherren aus den Reihen der Bürger – unter ihnen befand sich auch der Stadtarzt Johann Hartmann Beyer – und die Beschränkung der Anzahl der zur Gesellschaft Alten-Limpurg gehörenden Ratsmitglieder auf 14. Die städtischen Finanzen sollte künftig der bürgerliche Neuner-Ausschuss kontrollieren. Der Höchstzins für das Kreditgeschäft der Juden wurde auf acht Prozent begrenzt. Vgl. H. Duchhardt, S. 234.

[96] Kooptation = nachträgliche Hinzuwahl neuer Mitglieder in ein Gremium durch die dem Gremium bereits Angehörenden.

[97] Vgl. R. Koch, Grundlagen, S. 18 – 28, P. Hohenemser, passim, H. Duchhardt, S. 266 ff. und A. Hansert, S. 137 f.

[98] „Ohnmaßgeblicher Vorschlag", wie Anm. 94.

[99] Ebd.

[100] Vgl. J. J. Grambs, o. S. und R. N. Wegner, S. 22 f.

[101] Siehe die von Johann Jacob Grambs im Februar 1728 an den Rat gerichteten Eingaben, ISG, Medicinalia-Akten Nr. 247 f. 6r.-11v.

[102] Abschrift des 1736 an Kaiser Karl VI. gerichteten Gutachtens der Physici und Medici über die Verbesserung des Frankfurter Gesundheitswesens, SA Mappe 194.

[103] Ebd.

[104] Unter den Ratsherren der Reichsstadt finden sich insgesamt nur fünf Ärzte: Johann Hartmann Beyer (1563 – 1625), Johann Wilhelm Hochstadt (+ 1669), Conrad Hieronymus Eberhardt, genannt Schwind (1653 – 1744), Johann Jacob Grambs (1688 – 1759) und Remigius Seiffart von Klettenberg (1693 – 1766). Vgl. W. Stricker, Mittheilungen, S. 157 f.

[105] Schreiben der Physici an den Rat vom 26. November 1742, ISG, Medicinalia-Akten Nr. 239, f. 123r.

[106] Vgl. Den Bericht von Conrad Hieronymus Eberhardt „Die Verbesserung des Medicinal-Weßens betr.", ISG, Medicinalia-Akten Nr. 237, f. 159r.-171v. (Materialisten, 20. Juni 1738) und Medicinalia-Akten Nr. 242, f. 209r.-226v. (Chirurgen, 3. Juli 1738) sowie A. de Bary, Senckenberg (1947), S. 117 – 120.

[107] „Reformation/ Oder Erneuerte Ordnung des H. Reichs Stadt Franckfurt am Mayn, die Pflege der Gesundheit betreffende; Welche denen Medicis, Apotheckern, Materialisten, und andern Angehoerigen daselbsten auch sonsten jedermaenniglich zur Nachricht gegeben worden", Frankfurt a. M. 1743, S. 5.

[108] Johann Christian Senckenbergs Diensteid als Physicus extraordinarius vom 24. November 1744, SA Mappe 4. Siehe auch T. Bauer, Im Bauch, S. 40 f.

109 1 Malter = 114,37 Liter. Zu den Einkünften der Stadtärzte siehe W. Strik-
ker, Die Geschichte, S. 61. Vgl. A. de Bary, Senckenberg (1947), S. 187.

110 Vgl. die beiden Physicats-Berichte vom 25. April 1755, SA Mappe 169
und die Kopie der von Johann Christian Senckenberg am 1. Oktober 1766
beim Rechneiamt eingereichten Rechnung, SA Mappe 177.

111 Senckenbergs Diensteid, wie Anm. 108.

112 Physicats-Bericht vom 6. Januar 1754, SA Mappe 160.

113 Vgl. den Physicats-Bericht vom 3. Januar 1761, SA Mappe 163.

114 Schreiben von Maria Anna Demmel an den Rat, Januar 1767, ISG, Ratssupplicationen 1767/I.

115 Bericht von Johann Christian Senckenberg an den Rat vom 23. Januar
1767, ISG, Ratssupplicationen 1767/I. Vgl. ISG, Senatsprotokolle 1767, f.
26v./27r.

116 Von den 15 Medici, die im Jahr 1736 das Gutachten über die Verbesserung
des Gesundheitswesens unterzeichnet hatten, lebten sechs nicht mehr in
Frankfurt. Neun Medici plus fünf Medici, die das Minderheitsvotum abgegeben hatten, zuzüglich der vier Physici ergibt 18 Ärzte.

117 Vgl. Reformation, wie Anm. 107, S. 6 ff., das Protestschreiben der Medici
an den Rat vom Oktober 1755, ISF, Medicinalia-Akten Nr. 240, f. 113r.-
143v., „Des H. R. R. Freyen Wahl- und Handels-Stadt Frankfurt am Mayn
Verbesserter Raths- und Stadt-Calender", Frankfurt a. M. 1754 – 1756,
jeweils S. 26, W. Stricker, Die Geschichte, S. 50 – 53 und 66 f. sowie T.
Bauer, Im Bauch, S. 40 f.

118 Physicats-Bericht vom 6. Oktober 1758, SA Mappe 173. Vgl. W. Stricker
Die Geschichte, S. 87 – 91, A. Wick, S. 266 ff. und G. Kleinheyer, S. 238
ff.

119 Visitations-Bericht der Physici vom 22. August 1755, SA Mappe 185.

120 Reformation, wie Anm. 107, S. 13.

121 Vgl. W. Stricker, Die Geschichte, S. 102 ff.

122 Zitiert nach: H.-E. Korn, S. 203.

123 Ebd., S. 206.

124 J. W. v. Goethe, S. 10.

125 „Erneuert- und verbesserte Hebam(m)en-Ordnung/ Vormals durch Herrn
Adamum Lonicerum, Medicum und Physicum bey allhiesiger loeblichen
Stadt Franckfurt am Mayn/ Anno 1573. in Truck gegeben; Nunmehro aber
hin und wieder vermehret/ und zum andernmal auffgeleget", Frankfurt a. M.
1703, S. 5.

126 Anzeige der Hebamme Müller durch Arnold Kissner vom 29. April 1749,
SA Mappe 184.

[127] Ebd.

[128] Vgl. Sitzungsprotokoll des Sanitätsamts vom 23. September 1749, SA Mappe 184 und die an den Rat gerichtete Eingabe Maria Elisabeth Kißners, Juli 1761, ISG, Medicinalia-Akten Nr. 234, f. 134r.-135v.

[129] Vgl. die Abschrift des Gutachtens aus dem Jahr 1736, wie Anm. 102 und R. v. Dülmen, Kultur und Alltag, S. 88 ff.

[130] Zitiert nach: O. Feis, S. 96.

[131] Vgl. das Schreiben von Georg Sigmund Schlicht an den Rat, Juni 1743, ISG, Medicinalia-Akten Nr. 234, f. 148r.-149v., die Abschrift von Schlichts Dienstvertrag als Stadt-Accoucheur vom 9. Dezember 1749, SA Mappe 187, „Eines Hoch-Edlen und Hochweisen Raths der Kayserlichen Freyen Reichs-Stadt Franckfurt am Mayn Verordnung nach welcher der Stadt-Accoucheur die Hebammen und die Beylaeuferinnen sich in ihren Verrichtungen zu achten haben", Frankfurt a. M. 1767 und A. de Bary, Senckenberg (1947), S. 178 f.

[132] Zitiert nach: W. Hanauer, Die Säuglingssterblichkeit, S. 8.

[133] Zitiert nach: Ebd.

[134] „Instruction vor den von Loeblichem Sanitaet-Amt, zur Besichtigung der Saeug-Ammen, angenommenen Chirurgum", Frankfurt a. M. 1764, § 3. Siehe auch: A. de Bary, Senckenberg (1947), S. 173.

[135] Zitiert nach dem Tuchscherer-Gutachten der Medizinischen Fakultät der Universität Göttingen vom 7. Oktober 1765, SA Mappe 165. Siehe auch: R. v. Dülmen, Frauen, S. 34.

[136] Physicats-Bericht vom 27. Juli 1765, SA Mappe 165.

[137] Gutachten der Medizinischen Fakultät der Universität Göttingen vom 7. Oktober 1765, SA Mappe 165.

[138] Vgl. ISG, Senatsprotokolle 4. November 1765, f. 382r./v. und 14. November 1765, f. 398r./v. und G. L. Kriegk, S. 299.

[139] Vgl. H. Goerke, S. 139 f., R. Jütte, Ärzte S. 22 und T. Bauer, stede arzt, S. 21.

[140] T. Garzonus, S. 130. Vgl. Reformation, wie Anm. 107, S. 18 f. und P. Wiegel, S. 6 ff.

[141] Reformation, wie Anm. 107, S. 19.

[142] Johann Christian Senckenbergs im Februar 1773 aufgestelltes Nachlass-Inventar, SA Mappe 211.

[143] Zitiert nach: R. N. Wegner, S. 26 f. Siehe auch: W. Stricker, Die Geschichte, S. 204. Osteologie = Wissenschaft von den Knochen.

[144] Zitiert nach: J. Helm, S. 43.

[145] Eingabe der geschworenen Chirurgen an den Rat vom 10. November 1746 (präsentatum), ISG Medicinalia-Akten Nr. 242, f. 232r.

[146] Vgl. Reformation, wie Anm. 107, S. 20, die Ratsverordnung vom 19. August 1755, ISG Ratsverordnungen 1755 und J. Helm, S. 111 f.

[147] ISG, Auszug aus dem Protokoll der Audienz des Älteren Bürgermeisters vom 9. September 1747, in: Medicinalia-Akten Nr. 245, f. 6v. Vgl. SA Mappe 186, in der sich auch ein Attest des Frankfurter Rates vom 25. April 1739 befindet, das Vogels Kompetenz als Zahnbrecher und Operateur bescheinigt.

[148] Gedruckter Werbezettel Johann Vogels ohne Jahresangabe, SA Mappe 184.

[149] Weinschröter verdienten ihren Lebensunterhalt mit dem Verladen von Weinfässern.

[150] Sektions-Bericht vom 14. Mai 1755, SA Mappe 169. Siehe auch: P. Wiegel, S. 15 f.

[151] „Ordentliche Wochentliche Franckfurter Frag- und Anzeigungs-Nachrichten" vom 21., 24., 26. und 28. März 1761. Siehe auch die Eingabe der Stadtärzte an den Rat vom 23. Mai 1755, ISG, Medicinalia-Akten Nr. 245, f. 31r.-33v., die Ratsverordnung vom 19. August 1755, ISG, Ratsverordnungen 1755 und H. Zimmermann, S. 176 ff.

[152] Aus einem Bericht des Frankfurter Rats an Kaiser Franz I. „die Einschrenkung der Judenärzte betr." Vom 26. November 1764, ISG, Medicinalia-Akten Nr. 249, f. 156v. Siehe auch: ISG, Senatsprotokolle 14. Februar 1747, S. 117 f.

[153] ISG, Senatsprotokolle 28. Februar 1747, S. 162. Vgl. das Protokoll der Sitzung des Sanitätsamts vom 8. Januar 1746, SA Mappe 184, W. Stricker, Die Geschichte, S. 70, F. Backhaus/ H. Drummer, S. 69 ff. sowie A. de Bary, Senckenberg (1947), S. 151.

[154] Beilage zum Protokoll der Sitzung des Sanitätsamts vom 16. Januar 1749, SA Mappe 200.

[155] Vgl. das an den Rat gerichtete Gesuch der Stadtärzte aus dem Jahr 1745, ISG, Medicinalia-Akten Nr. 239, f. 144r.-145v. und A. de Bary, Senckenberg (1947), S. 177 – 180. Während der Rat das Bauamt anwies, den Stadtärzten eine neue Sanitäts-Stube einzurichten, wurde der beantragten Abordnung eines Schreibers nicht statt gegeben, siehe: ISG, Senatsprotokolle 1745, f. 451v./452r.

[156] Abschrift des Schreibens der Stadtärzte an den Rat vom 11. Dezember 1749, SA Mappe 187. Siehe auch: W. Stricker, Die Geschichte, S. 56 f.

[157] Abschrift des Protokolls der Schöffenratssitzung vom 13. Dezember 1749, SA Mappe 187.

[158] Eingabe der Stadtärzte an den Rat vom 15. März 1751 (präsentatum), ISG, Medicinalia-Akten Nr. 240, f. 22r.

[159] Eingabe der Stadtärzte an den Rat vom 18. Oktober 1755 (präsentatum), SA Mappe 194. Vgl. W. Stricker, Die Geschichte, S. 60 – 63 und A. de Bary, Senckenberg (1947), S. 179 f.

[160] Vgl. A. de Bary, Senckenberg (1947), S. 164.

[161] G. L. Kriegk, S. 40. Siehe auch: T. Bauer, Senckenberg, S. 379 ff. Rabulist = Wortverdreher.

[162] Zitiert nach: A. de Bary, Senckenberg (1947), S. 162.

[163] Zitiert nach: G. L. Kriegk, S. 52. Vgl. ebd., S. 252 f. und 286 ff. sowie H. Voelcker, Berufliche und soziale Gliederung, S. 100 f.

[164] Zitiert nach: Georg Ludwig Kriegk, Verschiedene Excerpte aus dem Frankfurter Stadt-Archiv, VIII. Besonders Senckenberg und Goethe betr., ISG S 6a/272, S. 300. Vgl. A. de Bary, Senckenberg (1947), S. 228 f.

[165] Vgl. G. L. Kriegk, S. 36 – 212, A. de Bary, Senckenberg (1947), S. 190 – 208 und J. Eibach, S. 130 – 135.

[166] Zitiert nach: G. L. Kriegk, S. 157.

[167] Zitiert nach: A. de Bary, Senckenberg (1947), S. 223. Siehe auch: H. Duchhardt, S. 282 und W. Hanauer, Historisches zur Kriegsmedizin, S. 5 f.

[168] Vgl. A. de Bary, Senckenberg (1947), S. 170 ff. und W. Hanauer, Geschichte der Sterblichkeit, S. 662.

[169] G. L. Kriegk, S. 135. Siehe auch: A. de Bary, Senckenberg (1947), S. 223 ff. und T. Bauer, Im Bauch, S. 98 f.

[170] Johann Christian Senckenberg „Vorschlag und Verordnung, wie mein nach meinem Absterben zurück bleibendes Vermögen anzuwenden" vom 7. November 1748, SA Mappe 228. Vgl. A. de Bary, Geschichte der Dr. Senckenbergischen Stiftung, S. 17 ff.

[171] „Der Haupt-Stiftungs-Brief. Hierinnen ist mein Johann Christian Senckenberg, Med. Doct. Und Physici Ordinarii allhier, wohlbedaechtige Willens-Verordnung und unwiederrufliche Stiftung enthalten, aufgerichtet Frankfurt den 18ten Augusti 1763", S. 38, ISG V 48, Nr. 233.

[172] Ebd., S. 41.

[173] Ebd., S. 44.

[174] „Critischer Sylphe, Oder: Ein gelehrtes Wochen-Blat" vom 31. Mai 1754, S. 174, SA Mappe 188. Sylphe = Luftgeist in der mittelalterlichen Magie; entstammt der antiken Vorstellung von die Elemente bewohnenden Geistern. Noch bei Paracelsus ist der Sylphe einer der vier Elementargeister.

[175] Ebd., S. 175.

[176] J. C. Senckenberg, Monita und Notamina, wie Anm. 52, f. 27r./v. Vgl. A. de Bary, Geschichte der Dr. Senckenbergischen Stiftung, S. 54, ders., Senckenberg (1947), S. 264 und 268 ff. sowie ders., Die Bildersammlung, S. 6, 16 und 19.

[177] J. C. Senckenberg, Monita und Notamina, wie Anm. 52, f. 4v./5r. Siehe auch: W. Artelt, Der medizinische Unterricht, o. S. und August de Bary, Die Vorgeschichte der Johann Wolfgang Goethe-Universität, ISG V 48, Nr. 24, S. 81v.

[178] Zitiert nach: A. de Bary, Johann Christian Senckenberg und seine Stiftung, S. 13 f.

[179] Zitiert nach: A. de Bary, Geschichte der Dr. Senckenbergischen Stiftung, S. 30.

[180] Abschrift des Briefs von Johann Christian an Heinrich Christian von Senckenberg vom 23. April 1765, SA Mappe 247. Vgl. B. Dölemeyer, S. 108.

[181] Zitiert nach einer Abschrift des von Johann Christian Senckenberg am 15. Juni 1765 an seinen Bruder Heinrich Christian aufgesetzten Briefs, SA Mappe 247.

[182] Vgl. A. de Bary, Senckenberg (1947), S. 249.

[183] J. C. Senckenberg, Monita und Notamina, wie Anm. 52, f. 62v.

[184] Vgl. „Die Zugabe zu dem Stiftungs-Brief. Hierinnen sind befindlich meine Johann Christian Senckenbergs, Med. Doct. Und Physici Ordinarii allhier, noethig erachtete Zusaetze und Erlaeuterungen der von mir 1763. 18. Aug. zum Besten des Vaterlandes in Verbesserung des Medicinal-Wesens und Versorgung armer Kranken errichteten Stiftung, Sub dato Frankfurt den 16. Decembris 1765", S. 59, ISG V 48, Nr. 233.

[185] „Johann Christian Senckenberg Medicinae Doctoris und Physici Ordinarii zu Frankfurt Stiftungs-Briefe zum Besten der Artzneykunst und Armenpflege; Samt Nachricht wegen eines zu unternehmenden Buerger- und Beysassen-Hospitals zum Behufe der Stadt Frankfurt", Frankfurt a. M. 1770, S. 2, ISG V 48, Nr. 233.

[186] „Franckfurter Hospital-Ordnung de Anno 1725. den 5. Dec.", in: C. S. Müller, S. 155. Siehe auch: R. Koch, Hospital, passim.

[187] Vgl. H. Meidinger, S. 23 und R. Jütte, Obrigkeitliche Armenfürsorge, S. 128 – 132.

[188] Zitiert nach: A. de Bary, Geschichte der Dr. Senckenbergischen Stiftung, S. 31.

[189] Zitiert nach: S. A. Scheidel, S. 46. Siehe auch den zwischen Matthias Harmes und Johann Christian Senckenberg vereinbarten Kaufvertrag über das Gelände am Eschenheimer Tor vom 22. Februar 1766, SA Mappe 233.

[190] Zitiert nach: A. de Bary, Senckenberg (1947), S. 277.

[191] Zitiert nach: G. L. Kriegk, S. 292.

[192] Die Übersetzung des dritten Paragrafen der „Leges Bibliothecae. In atrio affigendae", SA Mappe 262, verdanke ich Claudia Geißler. Vgl. F. Hodes,

E. Berninger, S. 8 – 11. Eine Auswahl an von Senckenberg beglichenen
Bücherrechnungen findet sich im Senckenberg-Archiv Mappe 123.

[193] Zitiert nach: K. Egle, S. 12 f. Siehe auch Senckenbergs „Leges Horti medici
in vestibulo locandae" (Die Gesetze des Medizinischen Gartens, aufzustel-
len im Vorhof) aus dem Jahr 1770, SA Mappe 259. Zum Verkauf des
Elternhauses: A. de Bary, Senckenberg (1947), S. 274.

[194] Zitiert nach: L. Spilger, S. 56. Vgl. W. Kallmorgen, S. 147.

[195] Vgl. die Bleistiftskizze und die Beschreibung des Freskos o. J. (1913), SA
Mappe 244 sowie G. L. Kriegk, S. 261 f.

[196] Zitiert nach: A. de Bary, Senckenberg (1947), S. 292.

[197] Zitiert nach: S. A. Scheidel, S. 51.

[198] Aus dem Vorwort Johann Christian Senckenbergs in den „Stiftungs-Brie-
fen", wie Anm. 185, S. 4.

[199] Johann Christian Senckenberg „Personen so bey mir gewesen mein Institut zu besehen welche von Rang gewesen", SA Mappe 245. Siehe auch die
von Johann Erasmus von Senckenberg ausgearbeitete Druckschrift „Pro-
Memoria in Betreff eines Franckfurter venerirlichen Raths-Decrets vom
13. September 1768, wodurch die, Abseiten einiger Contract-Schliesen-
den Personen, aus eigner Bewegung geschehene Bestimmung ihrer soge-
nannten Gottes-Pfennige, zu dem Vorhaben des D. Med. & Phys., Johann
Christian Senckenberg, der ersten Stiftung eines Burgerlichen Siechen-
Hauses vors kuenftige soll abgestellet werden", Frankfurt a. M. 1768, ISG,
V 48 Nr. 284 und das „Einnahm-Buch von Legaten, Gottes-Pfennige und
Verehrungen zum Senckenberg-Stift und Burger Hospithal 1767 – 1784",
S. 1 ff., ISG, V 48 Nr. 51.

[200] Vgl. A. de Bary, Senckenberg (1947), S. 312 f.

[201] Abschriften von Johann Christian Senckenbergs Testaments-Nachträgen,
hier : Notiz vom 19. März 1772, ISG, V 48 Nr. 231. Siehe auch: A. de Bary,
Geschichte der Dr. Senckenbergischen Stiftung, S. 49 ff. und T. Bauer, Mit
offenen Armen, S. 23.

[202] Vgl. ebd., S. 26 f.

[203] Vgl. das „Visum Repertum ueber den Leichnam des seligen Herrn Hofraths
Senckenberg des Stifters des Burgerspitals" vom 18. November 1772, SA
Mappe 44. Für die ausführliche Erläuterung des Obduktionsberichts danke
ich dem Direktor des Instituts für Forensische Medizin am Klinikum der
Johann Wolfgang Goethe-Universität, Dr. med. Hansjürgen Bratzke.

[204] Aktualisierte Übersetzung nach S. A. Scheidel, S. 47. Siehe auch: ebd., S.
58 f., G. L. Kriegk, S. 272 und A. de Bary, Senckenberg (1947), S. 315 –
321. Eine Zeichnung des von Senckenberg bei dem Schreinermeister Christian Herreneiss in Auftrag gegebenen Sarges findet sich im SA Mappe 46.
Die Gebeine Johann Christian Senckenbergs wurden am 15. August 1907
von der Gruft auf dem Stiftungsgelände am Eschenheimer Turm in die

Kapelle des neuen Bürgerhospitals an der Nibelungenallee umgebettet. Die Gruft wurde im Mai 1914 abgebaut und im Hof des neuen Bürgerhospitals zwischengelagert. Nachdem Erster Weltkrieg und Inflation den Wiederaufbau verhindert hatten, erklärte sich 1926 das Hochbauamt bereit, das Grabmal auf Kosten der Stadt an der Westseite der Hospitalkapelle aus den Originalteilen zu rekonstruieren. Die Umbettung der Gebeine des Stifters aus der Kapelle in die Gruft verzögerte sich bis zum Beginn der Sechzigerjahre. Vgl. T. Bauer, Mit offenen Armen, S. 67 und 83.

[205] Als „conditio humana" bezeichnet man allgemein die Bedingung des Menschseins und der Natur des Menschen.

[206] R. v. Senckenberg, wie Anm. 1. Vgl. P. Harnoncourt, S. 1371 ff. und A. E. Imhof, S. 28.

[207] Zitiert nach : S. A. Scheidel, S. 61.

[208] G. L. Kriegk, S. 243. Siehe auch: A. de Bary, Senckenberg (1947), S. 302 – 309.

[209] „Erste Nachricht, von dem Fortgang und Anwachs der D. Senckenbergischen Stiftung, zum Besten der Arzneykunde und Krankenpflege; nach der Verordnung des Stifters herausgegeben von der D. Senckenbergischen Stiftungsadministration", Frankfurt a. M. 1776, S. 4, ISG, V 48 Nr. 235. Hierzu auch: A. de Bary, Geschichte der Dr. Senckenbergischen Stiftung, S. 40 f.

[210] Vgl. T. Bauer, Mit offenen Armen, S. 26 – 30.

[211] J. W. v. Goethe, Kunst und Altertum, S. 63.

[212] Zitiert nach: G. Preiser, S. 20 f.

[213] Vgl. A. de Bary, Geschichte der Dr. Senckenbergischen Stiftung, S. 126 – 140 und 155 sowie T. Bauer, Mit offenen Armen, S. 30 – 32.

[214] Vgl. H. Naujoks, Die Dr. Senckenbergische Stiftung, S. 9 und 12 sowie T. Bauer, Mit offenen Armen, S. 60 – 63.

[215] Vgl. T. Bauer, „der Wissenschaft einen Tempel bauen", S. 67–70.

Literaturverzeichnis

Ackerknecht, Erwin H.: Geschichte der Medizin, Stuttgart 1989[6].

Anonym: Eigentliche und wahrhaffte Erzehlung der entsetzlichen Feuers-Brunst/ womit die beruehmte freye Reichs- und Handels-Stadt Franckfurt am Mayn/ durch Goettliche Verhaengnus/ erbaermlich heimgesucht worden, Den 26. Junii/ 1719., o. O. u. J. (um 1719/20).

Artelt, Walter: Der medizinische Unterricht im 18. Jahrhundert und die Stiftungspläne Johann Christian Senckenbergs, in: Ärzteblatt für Hessen-Nassau und Kurhessen vom 18. November 1938.

Backhaus, Fritz: „Daß die Begünstigung der Juden und Bluthunde so groß sei ...“ Juden und Patriziat im alten Frankfurt, in: AFGK 68 (2002), S. 125 – 149.

Backhaus, Fritz/ Drummer, Heike (Red.): Museum Judengasse. Katalog zur Dauerausstellung, hrsg. vom Jüdischen Museum, Frankfurt a. M. 1992.

Bary, August de: Die Bildersammlung der Dr. Senckenbergischen Stiftung Frankfurt am Main, Frankfurt a. M. 1954.

Bary, August de: Die Doktorpromotion Senckenbergs, in: Ärzteblatt für Hessen-Nassau und Kurhessen vom 2. Oktober 1937.

Bary, August de: Geschichte der Dr. Senckenbergischen Stiftung 1763 – 1938. Ein Zeugnis des Frankfurter Bürgersinns in 175 Jahren, Frankfurt a. M. 1938.

Bary, August de: Johann Christian Senckenberg (1707 – 1772). Sein Leben auf Grund der Quellen des Archivs der Dr. Senckenbergischen Stiftung, Frankfurt a. M. 1947.

Bary, August de: Johann Christian Senckenberg, sein Leben und sein Werk, in: Natur und Volk vom 1. Januar 1943.

Bary, August de: Johann Christian Senckenberg und seine Stiftung, Frankfurt a. M. 1935.

Bauer, Thomas: Mit offenen Armen. Die Geschichte des Frankfurter Bürgerhospitals, hrsg. vom Bürgerhospital Frankfurt am Main e. V., Frankfurt a. M. 2004.

Bauer, Thomas: Im Bauch der Stadt. Kanalisation und Hygiene in Frankfurt am Main 16. – 19. Jahrhundert, Frankfurt a. M. 1998.

Bauer, Thomas: Senckenberg, in: Frankfurter Biographie. Personengeschichtliches Lexikon, Bd. 2, hrsg. von Wolfgang Klötzer, Frankfurt a. M. 1996, S. 376 – 381 (Veröffentlichungen der Frankfurter Historischen Kommission XIX/2).

Bauer, Thomas: „der stede arzt" Stadt und Gesundheit in Frankfurt am Main vom Mittelalter bis zur Neuzeit, in: Vom „stede arzt" zum Stadtgesundheitsamt. Die Geschichte des öffentlichen Gesundheitswesens in Frankfurt am Main, hrsg. vom Stadtgesundheitsamt, Frankfurt a. M. 1992, S. 11 – 50.

Bauer, Thomas: „der Wissenschaft einen Tempel bauen"
Johann Christian Senckenberg und seine Stiftung, in: For-
schung Frankfurt, Heft 4 (2006), S. 67–70.

Benzenhöfer, Udo: Paracelsus, Reinbek bei Hamburg 2003³.

Beyerbach, Johann Conradin (Hrsg.): Sammlung der Verord-
nungen der Reichsstadt Frankfurt, 11 Bde., Frankfurt a. M.
1798 – 1818.

Braum, Dagmar: Vom Tollhaus zum Kastenhospital. Ein Beitrag zur Geschichte der Psychiatrie in Frankfurt am Main, Hildesheim 1986.

Brockhoff, Evelyn/ Matthäus, Michael (Hrsg.): Die Kaiserma-
cher. Frankfurt am Main und die Goldenen Bulle 1356 – 1806.
Aufsätze, Frankfurt a. M. 2006.

Dölemeyer, Barbara: Heinrich Christian von Senckenberg –
Frankfurter Jurist und Reichshofrat (1704 – 1768), in: Fürsten-
hof und Gelehrtenrepublik. Hessische Lebensläufe des 18.
Jahrhunderts, hrsg. von Bernd Heidenreich, Wiesbaden 1996,
S. 103 – 111.

Duchhardt, Heinz: Frankfurt am Main im 18. Jahrhundert, in:
Frankfurt am Main. Die Geschichte der Stadt in neun Beiträgen, hrsg. von der Frankfurter Historischen Kommission, Sigmaringen 1991, S. 261 – 302.

Dülmen, Richard van: Frauen vor Gericht. Kindsmord in der
Frühen Neuzeit, Frankfurt a. M. 1991.

Dülmen, Richard van: Kultur und Alltag in der Frühen Neuzeit, Bd. 1: Das Haus und seine Menschen 16. – 18. Jahrhundert, München 1990.

Egle, Karl: 500 Jahre Botanik in Frankfurt am Main, in: Die Geschichte der Botanik in Frankfurt am Main, hrsg. von Karl Egle, Günter Rosenstock, Frankfurt a. M. 1966, S. 7 – 56.

Eibach, Joachim: Frankfurter Verhöre. Städtische Lebenswelten und Kriminalität im 18. Jahrhundert, Paderborn, München, Wien, Zürich 2003.

Eisenbach, Ulrich: Das Heilwasser Fachingen. Geschichte eines besonderen Naturvorkommens, Mainz 1994.

Eulner, Hans-Heinz: Johann Christian Senckenbergs Tagebücher als historische Quelle, in: Medizinhistorisches Journal 7 (1972), S. 233 – 243.

Feis, Oswald: Ueber die Geburt Goethes und die Entwicklung der Geburtshilfe in Frankfurt a. M. in der 2. Hälfte des 18. Jahrhunderts, in: Westdeutsche Aerzte-Zeitung 17 (1926), S. 96 – 102.

Garzonus, Thomas: Piazza Universale: Das ist: Allgemeiner Schawplatz/ Marckt vnd Zusammenkunfft aller Professionen/ Kuensten/ Geschaefften/ Haendeln vnd Handtwercken, Frankfurt a. M. 1659.

Goerke, Heinz: Arzt und Heilkunde. Vom Asklepiospriester zum Klinikarzt. 3000 Jahre Medizin, München 1984.

Goethe, Johann Wolfgang von: Aus meinem Leben. Dichtung und Wahrheit, in: Goethes Werke, Bd. 9, hrsg. von Erich Trunz, München 1982[10].

Goldschmidt, Stephan: Johann Konrad Dippel (1673 – 1734). Seine radikalpietistische Theologie und ihre Entstehung, Göttingen 2001.

Grambs, Johann Jacob: Das zu erlang- und Erhaltung des groesten Schatzes, der Gesundheit, noethigste/ nuetzlichste und beste Mittel/ Sollte, Als Ein Hoch-Edler und Hochweiser Magistrat Der kayserlichen freyen Reichs Wahl- und Handels-Stadt Franckfurth am Mayn/ Ein Cadaver Femininum Der Anatomie Heimzufallen hochgeneigt concedirte, Frankfurt a. M. 1725.

Gwinner, Philipp Friedrich: Kunst und Künstler in Frankfurt am Main vom dreizehnten Jahrhundert bis zur Eröffnung des Städel'schen Kunstinstituts, Frankfurt a. M. 1862.

Hanauer, Wilhelm: Geschichte der Sterblichkeit und der öffentlichen Gesundheitspflege in Frankfurt a. M., in: Deutsche Vierteljahrsschrift für öffentliche Gesundheitspflege 40 (1908), S. 651 – 678.

Hanauer, Wilhelm: Die Säuglingssterblichkeit in Frankfurt a. M., Leipzig, Wien 1911.

Hanauer, Wilhelm: Historisches zur Kriegsmedizin in Frankfurt a. M., Sonderabdruck aus der Berliner klinischen Wochenschrift, Nr. 14 und 15 (1915), S. 1 – 13.

Hansert, Andreas: „Aus Auffrichtiger Lieb Vor Franckfurt" Patriziat im alten Frankfurt, Frankfurt a. M. 2000.

Harnoncourt, Philipp: Die Vorbereitung auf das eigene Sterben. Eine verlorene Dimension spiritueller Bildung, in: Im Angesicht des Todes. Ein interdisziplinäres Kompendium II, hrsg. von Hansjakob Becker, Bernhard Einig, Peter-Otto Ullrich, St. Ottilien 1987, S. 1371 – 1389.

Helm, Jost: Die Geschichte der Augenheilkunde in Frankfurt am Main bis zum Beginn des 19. Jahrhunderts, Diss. med., Frankfurt a. M. 1965.

Hohenemser, Paul: Der Frankfurter Verfassungsstreit 1705 – 1732 und die kaiserlichen Kommissionen, Frankfurt a. M. 1920.

Hüsgen, Heinrich Sebastian: Verraetherische Briefe von Historie und Kunst, Frankfurt a. M. 1776.

Imhof, Arthur E.: Ars Moriendi. Die Kunst des Sterbens einst und heute, Wien, Köln 1991.

Jung, Hans/ Uhlich, Diethild: Senckenberg. Nachkommen des Friedberger Apothekers Johannes Senckenberger (1609 – 1674), Frankfurt a. M. 1981.

Jung, Rudolf: Senckenberg und seine Stiftung, in: 40. Bericht der Senckenbergischen Naturforschenden Gesellschaft in Frankfurt am Main (1909), S. 3 – 20.

Jütte, Robert: Obrigkeitliche Armenfürsorge in deutschen Reichsstädten der frühen Neuzeit. Städtisches Armenwesen in Frankfurt am Main und Köln, Köln, Wien 1984.

Jütte, Robert: Ärzte, Heiler und Patienten. Medizinischer Alltag in der frühen Neuzeit, München, Zürich 1991.

Kallmorgen, Wilhelm: Siebenhundert Jahre Heilkunde in Frankfurt am Main, Frankfurt a. M. 1936.

Kleinheyer, Gerd: Privileg gegen Privileg. Der Kampf um die sechste Apotheke in der Reichsstadt Frankfurt (1690 – 1732), in: Festschrift für Hans Thieme zu seinem 80. Geburtstag, hrsg. von Karl Kroeschell, Sigmaringen 1986, S. 235 – 252.

Koch, Rainer: Grundlagen bürgerlicher Herrschaft. Verfassungs- und sozialgeschichtliche Studien zur bürgerlichen Gesellschaft in Frankfurt am Main (1612 – 1866), Wiesbaden 1983 (Frankfurter Historische Abhandlungen, Bd. 27).

Koch, Rainer: Herrschaftsordnung und Sozialverfassung im frühneuzeitlichen Frankfurt am Main, in: Recht, Verfassung und Verwaltung in der frühneuzeitlichen Stadt, hrsg. von Michael Stolleis, Köln, Wien 1991, S. 173 – 197.

Koch, Rainer (Hrsg.): Das Hospital zum Heiligen Geist. Grundzüge seiner Entwicklung, Kelkheim 1989.

Korn, Hans-Enno: Die Hanauer Apotheken im Jahre 1748. Ein Gutachten Johann Christian Senckenbergs, in: Perspektiven der Pharmaziegeschichte. Festschrift für Rudolf Schmitz zum 65. Geburtstag, Graz 1983, S. 197 – 207.

Krause, Daniela: Instrumente und Apparate zum Aderlass und Schröpfen aus dem Bestand der medizinhistorischen Sammlung des Karl-Sudhoff-Instituts, Diss., Leipzig 2003.

Kriegk, Georg Ludwig: Die Brüder Senckenberg. Eine biographische Darstellung, Frankfurt a. M. 1869.

Kutz, Corinna: Die Porträtsammlung der Dr. Senckenbergischen Stiftung. Frankfurter Bildnisse aus fünf Jahrhunderten. Bestandsverzeichnis und Ausstellungskatalog, Frankfurt a. M. 2000.

Lersner, Achilles August von: Der Weit-berühmten Freyen Reichs- Wahl- und Handels-Stadt Franckfurt am Mayn Chronica [...], Frankfurt a. M. 1706.

Liermann, Otto: Das Schul- und Bildungswesen in Frankfurt am Main, in: Die Stadt Goethes. Frankfurt am Main im XVIII. Jahrhundert, hrsg. von Heinrich Voelcker, Frankfurt a. M. 1932, S. 149 – 172.

Löber, Karl: Johann Christian Senckenberg 1736 im Siegerland, Siegen 1980.

Löber, Karl: Volksbotanisches in den Tagebüchern J. Chr. Senckenbergs (I), in: Nassauische Annalen 81 (1970), S. 225 – 236.

Mappes, Johann Michael: Erinnerung an Senckenberg und seine Stiftung, in: ders.: Festreden gehalten im naturgeschichtlichen Museum zu Frankfurt am Main, Frankfurt a. M. 1842, S. 1 – 21.

Meidinger, Heinrich: Frankfurt's gemeinnützige Anstalten. Eine historische Darstellung der milden Stiftungen, Stipendien, Wittwen u. Waisen-, Hülfs- und Sparkassen, Vereine, Schulen etc., Bd. 1, Frankfurt a. M. 1845.

Müller, Bruno: Stiftungen für Frankfurt am Main, Frankfurt a. M. 1958.

Müller, Christoph Sigismund (Hrsg.): Vollstaendige Sammlung der kaiserlichen in Sachen Frankfurt contra Frankfurt ergangenen Resolutionen und anderer dahin einschlagender Stadt-Verwaltungs-Grund-Gesezzen, 2. Abteilung, Frankfurt a. M. 1777.

Müller, Johann Bernhard: Beschreibung des gegenwärtigen Zustandes der Freien Reichs- Wahl- und Handels-Stadt Franckfurt am Mayn, Frankfurt a. M. 1747.

Naujoks, Horst: Physicus francofurtensis Johann Christian Senckenberg, in: Die großen Frankfurter, hrsg. von Hans Sarkowicz, Frankfurt a. M., Leipzig 1997[3], S. 49 – 57.

Preiser, Gert: Johann Christian Senckenberg und seine Stiftung, in: 225 Jahre Dr. Senckenbergische Stiftung 1763 – 1988, hrsg. von Horst Naujoks, Gert Preiser, Hildesheim 1991, S. 9 – 24.

Reifenberg, Benno: Johann Christian Senckenberg in seiner Zeit, in: Festansprachen anläßlich der 200-Jahrfeier der Dr. Senckenbergischen Stiftung am 16.11.1963, hrsg. von der Administration der Dr. Senckenbergischen Stiftung, Frankfurt a. M. 1963, S. 5 – 25.

Roth, Ralf: Stadt und Bürgertum in Frankfurt am Main. Ein besonderer Weg von der ständischen zur modernen Bürgergesellschaft 1760 – 1914, München 1996 (Stadt und Bürgertum, Bd. 7).

Rothmann, Michael: Die Frankfurter Messen im Mittelalter, Stuttgart 1998 (Frankfurter Historische Abhandlungen, Bd. 40).

Scheidel, Sebastian Alexander: Geschichte der Dr. Senckenberg'schen Stiftshäuser, Frankfurt a. M. 1867.

Schindling, Anton: Wachstum und Wandel vom Konfessionellen Zeitalter bis zum Zeitalter Ludwigs XIV. Frankfurt am Main 1555 – 1685, in: Frankfurt am Main. Die Geschichte der Stadt in neun Beiträgen, hrsg. von der Frankfurter Historischen Kommission, Sigmaringen 1991, S. 205 – 260.

Schnapper-Arndt, Gottlieb: Studien zur Geschichte der Lebenshaltung in Frankfurt a. M. während des 17. und 18. Jahrhunderts, hrsg. von Karl Bräuer, Teil 1: Darstellung, Frankfurt a. M. 1915.

Spilger, Ludwig: Senckenberg als Botaniker und die Flora von Frankfurt zu Senckenberg's Zeiten, Frankfurt a. M. 1941.

Starck, Johann Friedrich: Das von GOTT geruffene/ aber auf Fuerbitte des Propheten gestillete Feuer/ wurde Nach der gestilleten Feuers-Brunst/ welche zu Franckfurth am Mayn den 26. Jun. 1719. entstanden/ Aus Amos VII. v. 4.5.6. In der Haupt-Kirche zu den Barfüssern Mittwochs den 5. Julii vorgestellet, Frankfurt a. M. 1719[2].

Stricker, Wilhelm: Der grosse Christenbrand zu Frankfurt a. M. am 26. und 27. Juni 1719 im Lichte der Culturgeschichte, in: Mittheilungen an die Mitglieder des Vereins für Geschichte und Alterthumskunde in Frankfurt a. M. 4 (1869 – 1873), S. 333 – 339.

Stricker, Wilhelm: Die Geschichte der Heilkunde und der verwandten Wissenschaften in der Stadt Frankfurt am Main, Frankfurt a. M. 1847.

Stricker, Wilhelm: Mittheilungen über die Lebensumstände von Franfurter Aerzten, in: Mittheilungen an die Mitglieder des Vereins für Geschichte und Alterthumskunde in Frankfurt a. M. 4 (1869/1873), S. 155 – 164.

Voelcker, Heinrich: Berufliche und soziale Gliederung der Einwohner, in: Die Stadt Goethes. Frankfurt am Main im XVIII. Jahrhundert, hrsg. von dems., Frankfurt a. M. 1932.

Voelcker, Heinrich: Kirche und religiöses Leben in Frankfurt am Main, in: Die Stadt Goethes. Frankfurt am Main im XVIII. Jahrhundert, hrsg. von dems., Frankfurt a. M. 1932, S. 133 – 148.

Wallmann, Johannes: Philipp Jakob Spener und die Anfänge des Pietismus, Tübingen 1986[2].

Wege, Susanne/ Zander, Isolde: Tod in der Wochenstube: Das Kindbettfieber, in: Hebammenkunst gestern und heute. Zur Kultur des Gebärens durch drei Jahrhunderte, hrsg. von Marita Metz-Becker, Marburg 1999, S. 43 – 49.

Wegner, Richard N.: Frankfurts Anteil an der Verbreitung anatomischer Kenntnisse im XVI. bis XVIII. Jahrhundert, Frankfurt a. M. 1925.

Wick, August: 500 Jahre Frankfurter Apothekenwesen, in: Frankfurter Wochenschau (1938), S. 265 – 270.

Wiegel, Paul: Zahnärzte und Zahnbehandlung im alten Frankfurt am Main bis zum Jahre 1810, München 1957.

Worgitzki, Inke: Samthauben und Sendherren. Kleiderordnungen im frühneuzeitlichen Frankfurt, in: AFGK 68 (2002), S. 167 – 199.

Zimmermann, Heinz: Arzneimittelwerbung in Deutschland vom Beginn des 16. bis Ende des 18. Jahrhunderts. Dargestellt vorzugsweise an Hand von Archivalien der Freien Reichs-, Handels- und Messe-Stadt Frankfurt a. M., Diss., Marburg 1968.

Personenregister

Bildquellennachweis

Dr. Senckenbergische Stiftung, Frankfurt a. M.
14, 19, 20, 24, 59, 66, 79, 87, 91 f., 95, 97, 145, 159,
164, 169, 171 f., 176 f., 182

Herzog Anton Ulrich-Museum, Braunschweig
136

Historisches Museum, Frankfurt a. M.
27, 29, 35, 41, 52, 82, 104, 118, 120, 124, 148, 151, 179

Institut für Stadtgeschichte, Frankfurt a. M.
111, 127

Stadtarchiv, Halle (Saale)
49

Universitätsbibliothek Johann Christian Senckenberg,
Frankfurt a. M.
32, 47, 71 f., 132, 147, 155, 162, 167

Danksagung

Das vorliegende Buch ist keine Einzelleistung. Viele haben bei der Entstehung mitgeholfen. Im Institut für Stadtgeschichte ermöglichte die Leitende Direktorin Dr. Evelyn Brockhoff, in der Universitätsbibliothek Johann Christian Senckenberg die Fachreferentin für Biologie und Alte Medizin, Dr. Angela Hausinger, optimale Arbeitsbedingungen. Von Seiten des Stadtgesundheitsamtes koordinierte Verwaltungsleiterin Susanne Stadthagen das Buchprojekt. Wertvolle medizinhistorische Hinweise gab der Direktor des Senckenbergischen Instituts für Geschichte und Ethik der Medizin, Prof. Dr. Dr. Udo Benzenhöfer. Mit Hilfe und Rat standen mir zur Seite: die Altphilologin Claudia Geißler M. A., der frühere langjährige Direktor des Historischen Museums Frankfurt, Prof. Dr. Rainer Koch, der Vorsitzende der Administration der Dr. Senckenbergischen Stiftung, Dr. med. Kosta Schopow, und der Krankenhausdirektor des Bürgerhospitals Frankfurt am Main e. V., Jürgen Wauch.

Die Fotografen Ursula Seitz-Gray, Frank Plate und Michael Schmidt steuerten die Abbildungsvorlagen bei. Astrid Auktor und Sybille Wilhelm gaben dem Text den letzten Schliff. Nicole Proba, Sören Ruppert, Tobias Dorn und Dr. Jürgen Kron vom Societäts-Verlag haben aus dem vorgelegten Text- und Bildmaterial ein schönes Buch gemacht. Ihnen allen danke ich.

Frankfurt am Main, im Februar 2007

Thomas Bauer